没有人 能够 忍 受没 有 意义的 苦 难。

每个人都有追寻意义的需求，
这是天生的，
这种需求不可被其他需求所替代。

我们
为什么而活

找到自我存在的
意义

VIKTOR E. FRANKL

［奥］维克多·E.弗兰克尔　著

郑琛　译

张沛超　审校

THE UNHEARD CRY
FOR MEANING
Psychotherapy and Humanism

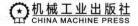

机械工业出版社
CHINA MACHINE PRESS

图书在版编目（CIP）数据

我们为什么而活：找到自我存在的意义 /（奥）维克多·E. 弗兰克尔（Viktor E. Frankl）著；郑琛译. -- 北京：机械工业出版社，2024．6（2025．4重印）. -- ISBN 978-7-111-75991-1

Ⅰ. R749.055

中国国家版本馆 CIP 数据核字第 2024TB9777 号

机械工业出版社（北京市百万庄大街22号　邮政编码100037）

策划编辑：欧阳智　　　　　责任编辑：欧阳智

责任校对：杨　霞　张　薇　责任印制：郜　敏

三河市宏达印刷有限公司印刷

2025 年 4 月第 1 版第 2 次印刷

130mm×185mm · 9.625 印张 · 2 插页 · 203 千字

标准书号：ISBN 978-7-111-75991-1

定价：79.00 元

电话服务　　　　　　　　　网络服务

客服电话：010-88361066　　机　工　官　网：www.cmpbook.com

　　　　　010-88379833　　机　工　官　博：weibo.com/cmp1952

　　　　　010-68326294　　金　书　网：www.golden-book.com

封底无防伪标均为盗版　　机工教育服务网：www.cmpedu.com

我想特别感谢我的妻子埃莱奥诺雷·卡塔琳娜，感谢她多年来为我的事业所做过的牺牲。每一次外出讲座，身旁总可见到她陪伴的身影。有一次我外出巡回演讲时，雅各布·尼德曼（Jacob Needleman）教授送了一本书给我身旁的她。尼德曼教授在书的扉页写道："献给陪伴在光明左右的温暖。"我觉得那是对我这种感念最贴切的表达。

　　愿当光明暗淡时，温暖长存不息。

——维克多·E.弗兰克尔

目录

赞誉

生命意义问题对于中国人而言从来没有像今天这样重要且紧迫，因为这个问题不仅是人的存在性问题，更是人的现代性问题。在中国人脱离传统社会走向现代化的过程中，各种挑战和困惑迎面而来，其中最核心的问题莫过于"我是谁"以及"为什么而活"。弗兰克尔作为一个犹太人能够在纳粹集中营那样严酷的条件下死里逃生，凭借坚定的信念和意志活下来，为我们探索生命的意义提供了他自己这一独特的富有震撼力的样本，更为可贵的是，他还提供了一系列深刻且引人入胜、富有感染力的文本。这本书就是他的代表作之一，篇幅不长，分量却很重。

——郭永玉，南京师范大学心理学院教授，

《孤立无援的现代人》作者

每当阅读弗兰克尔的文章，我的脑海中都会有一个人在暴雨中奔跑着歌唱的意象出现——也许奔跑象征着"追求意义的意志"，感受暴雨洒落身体象征着"生命的意义"，跟随着脑海中的音符歌唱象征着"意志的自由"——也许这就是最狭义的意义疗法的核心。如果你在寻找一条路，这条路上的景色有：你跨越了作为人类被自身的驱力和本能所支配的局限；你解构并个性化地建构了世间所有价值观对你的影响；你富有建设性地在关系中融入且领地坚实，深情且轻盈；终极议题从个人天花板变为了阶梯。如果你在寻找这样的一条路，我向你推荐这本书，愿我们在这条路上携手并进。

——李仑，亚洲存在主义团体学会创立者，
存在主义取向团体咨询专家

现代人，驱驰于空心的荒原，犹如无家可归的野马，迫切需要弗兰克尔的意义疗法。此书理解了人们对意义的呐喊，看到了人们对自由的渴望，探索了爱与超越、文学与运动、无常与死亡等多个议题，本书第4章还深入展现了矛盾意向法这个意义疗法的独门绝招。

——李孟潮，心理学博士，精神科医生，个人执业

对于人们感受到的工具性挤压人性、到处是生活方法却难寻生活意义，弗兰克尔的"存在空虚"警告适时且不留情面；对于那些外在富足，内里却破碎空虚的现代人，他的意义疗法则像一剂值得反复咀嚼的补药，温和地引导人们为自己的人生注入自由、责任、超越、希望这些独特的人性力量。

——王芳，北京师范大学心理学部教授，
《我们何以不同》作者

当人们面临物质匮乏时，寻求物质满足便成为大多数人的目

标，而随着财富和物质的积累与充分满足，人们便开始思考人生意义的主题，却又常常迷失方向，转而继续疯狂地用即刻的物质满足来填补内心的空虚，抵抗不确定感，结果如同饮鸩止渴。这大概是当今世界功利、焦虑、内卷和虚无以及精神疾病爆发的根源吧，所谓物质对人的异化作用。经历了人类历史上最可怕的生死考验（奥斯威辛集中营）的弗兰克尔，经历了几乎所有亲人离世创伤的弗兰克尔毕生都在思考人生的价值和意义，他所撰写的《我们为什么而活》一书，正是为当代人类提供的一剂更为深入而洞察人性的清醒药。为自己，为你的孩子或学生，畅饮吧。

——徐凯文，大儒心理创始人，空心病理论提出者

每个人都力求人生美好，但是人生苦短让我们感到事与愿违。当今年轻人"躺平""佛系"，这是自我无力的"去意义化"表现；"45°人生"是自我抗争的意义寻求表现。如何活出人生的意义？弗兰克尔的"意义疗法"让我们认识到艰辛生活中的意义，学会从苦难中缔造出生命的光彩价值！

——许燕，中国心理学会积极心理学专业委员会主任，
北京师范大学心理学部教授

20年前，我第一次在著作中引用弗兰克尔的言论。那是他在1975年国际笔会上的应邀演讲，谈及时代普遍流行的无意义感，演讲全文正是本书的第9章。之后，我又在著作中引用了弗兰克尔的矛盾意向法、去反省法等意义治疗的关键贡献。20年后，随着时代的发展，弗兰克尔的思想不仅未过时，反而变得日益重要。在一个多变、不稳定、复杂和模糊的时代，人们反而更加需要意

义。如同弗兰克尔在书中所呐喊的一样，对于意义的渴望不仅是一种信仰，也是一种事实；追求意义的意志不仅是人类本性的真实体现，它还是一种可靠的心理健康标准。为何意义对人类如此重要？我们如何找到自身存在的意义？爱、创作与生命的终极意义又是什么？我相信你将从一位心理学大师的温暖讲述中找到答案。

——阳志平，安人心智董事长，"心智工具箱"公众号作者

真正的学习并不是你从别人那里听说，而是深深植根于个人独特的经验。弗兰克尔经历过许多极端情境，而他本人的功底也使得他能够将这些经历转化为启发我们找到意义的经验。

——张沛超，哲学博士，心理咨询师

（以上推荐人按姓氏拼音排序）

中文版序

《我们为什么而活》一书为读者提供了一个广阔的视角，囊括了维克多·E.弗兰克尔思想中的许多议题：有一些是理论性的，但是更多的是具备明确实用性质的观点。这不仅能够帮助读者理解弗兰克尔理论中的核心概念，还可为每个人思考如何过上有意义又充实的生活提供助力。确切地说，本书的价值在于提供了许多非常实用的建议。在你亲自验证这些思想的有效性和实用性之前，我想提供一些其他语言译本的读者反馈：在我们维也纳的档案馆中，有成千上万封关于此书的读者来信——这些人的背景不同，有男有女，有老有少，有成功的也有不那么成功的，有健康的也有患病的。但这些来信的内容有一个共同点：他们都对本书所提供的建议，以及这些建议对他们的生活产生的影响表示深深的感激。他们还表示，这本书极大地丰富了他们的生活，使他们能够轻松地将书上的概念应用于日常生活的实践之中。

这些思想的另一个宝贵方面是，它们从来不只关注个人，那种个人主义的倾向是西方现代心理学中一直反复出现的问题：西方心理学家经常告诉人们应该只考虑自己，而不顾及他人。然而，研究表明，这样做并不能获得幸福，而往往会把人们带向幸福的对立面——变得冷漠、孤独且缺乏同情心与合作精神，还会导致人类丧失两种在群体生活中才能获得的美好：分享的快乐，以及感觉到自己对于某些事情或某些人很重要时所体验到的快乐。

本书是一个邀请——邀请大家进入一种十分有益的内在生活，这种生活是如此地丰富，以至于我们迫不及待想与大家分享。在存在主义哲学的积极面中，比如本书所汲取的传统中，有一个美妙的隐喻：在黑暗之中燃烧的一根蜡烛，可以点燃数以百计甚至数以千计的蜡烛，它们可以一同驱散黑暗，并终将给世界带来光明。

本书所包含的思想还想要唤醒我们对责任感、方向感和活力的意识。这些思想同时想向我们展示如何更好地面对生活中的困难，以及在那种境况下我们可以选择什么样的道路。换句话说，这些思想希望给予我们某种鼓舞，使我们可以充实地度过生活中的美好时光，充分利用生命中的力量和自信。它们希望当我们跌入低谷时，仍可以使用这些资源，从而以有尊严、勇敢的姿态来面对黑暗。它们还希望给予我们敏锐的觉察能力，提醒我们看到那些需要照顾、需要关爱和鼓舞的人，让我们知道何时以及如何伸出援手，给予他人关怀、爱和鼓励。

在这个意义上，我希望本书的读者能够收获的最大赠礼是：知道自己对于某人或某事是有意义的，且在体验到这种感觉时获得快乐。我还希望大家在阅读时能收获一种生活态度，即对于生活给予我们的馈赠保持开放的态度。关注、关心和关爱——这些都是我们会收到的礼物，同时也是我们可以用来赠予他人的礼物，因为这些礼物只有在一种慷慨相待的生活中才会展现其活力，而本书想要发出的便是这样一种邀请：让我们一起参与到这种慷慨相待的生活中去！

亚历山大·鲍贾尼

（Alexander Batthyány）

维也纳维克多·弗兰克尔研究所主任

推荐序一
在"空心家庭"里锤炼出人生意义

> 不风不雨，白日皎皎。宜出驱驰，通利大道。
>
> ——《易林·卷一》

近年来，"巨婴""空心症""原生家庭"等词在社会上广泛传播，引起民众焦虑。这些流行词语确凿地表明，这几代中国人，从肉体到心灵、从生理到心理，都被紧紧地捆绑在家庭范围内。大家根上都是黄土高原的农民，离开了村庄和家园，就气息不畅、手足无措，快乐来自爸爸妈妈共情理解了我，痛苦则来自爸爸妈妈没有共情理解我，或者他们去共情理解我弟弟了。所以对我们这些家庭主义者来说，人生意义自然也等待着家庭教育来赋予，家庭让孩子不"空心"。

但是好多父母之所以为了孩子的作业焦虑不安，说到底，也在于他们气急败坏地发现，成千上万乃至上百万的教育投资最终变成了毫无意义的浪费。而且越是倡导精英教育的学校，越是要求更多的家庭教育配套，这些学校的教育不但无法辅助家庭教育，反而加重了家庭教育的投入。

家庭教育的第一关，就是教导孩子：人生的意义是什么？

学习的意义是什么？奥数的意义是什么？课外辅导班的意义是什么？

父母如何能够赋予孩子生命的意义？如何将祖辈传承的意义传递给青年，革除旧有的已经无意义的文化传统？

正因为父母自己的生命几乎没有意义，所以青年也吸收着父母的空虚。或者父母生命的意义仅仅停留在婴幼儿期——婴幼儿生命的意义在于被人爱、被人喂养，并且无条件地控制他爱的人——所以这样的父母，在物质充盈丰富的青年眼中，自然就是巨婴了。

无论是"巨婴""空心"，还是"中国式父母""丧偶式育儿"，都并非中国独有，而是所有国家在城市化、工业化进程中必然面临的社会心理变迁。

弗兰克尔论意义及家庭

早在维克多·弗兰克尔的时代，他就已经研究、治疗过空虚和无意义感，并且为之发明了一种疗法，名为意义疗法。不少人认为弗兰克尔的学说广泛适用于中国读者，这里简要谈谈其学说的要点，以及在家庭中的应用。

弗兰克尔考察了 20 世纪人类的心理状况后得出结论：人们疯狂追求权力、金钱、性欲等的原因在于存在空虚，追求意义的意志受到了挫折。为了避免存在空虚，人们将求权意志和享乐意志等作为代偿。

现代人普遍存在的空虚感和紧迫感正是意义疗法的治疗指征，

追求意义的意志的受挫催生了弗兰克尔所说的"灵性起源神经症"(noögenic neuroses) ⊖，它源自人类存在的心灵层次，当人的忧虑或失望超过生命价值感时便会出现。这是一种"灵性的灾难"，而不是病理学意义上的心理疾病。

意义治疗理论的核心是"意义"，人生的基本动力是追求意义的意志。这个意义是独一无二的，只有人能够实践，且必须予以实践。意义不是由自己创造的，而是要求人们去探索。意义也不仅仅是愿望的投射，因为这样定义意义，它将失去挑战和要求的特性而不能再鼓舞人勇敢和上进。

意义治疗的目的是协助人们认识自己的生命课题，找出他们生命中的意义，激发潜力。探索意义和价值可能会引起人的内在紧张，但这种紧张是心理健康的先决条件。弗兰克尔认为人类存在的最重要的本质是"负责"，所以意义治疗应让病人自己承担起判断的责任，医生的价值观不能硬塞给病人。

1998年，我刚刚进入精神科工作，当时的我，作为一个"空心青年"，原生家庭的爱恨情仇正在无意识深处盘旋，成为"巨婴"似乎是命运的归宿，所以正在通过苦读各种文献自助助人。各种文献书籍中，就包括弗兰克尔的著作，他的自传《活

⊖ 灵性起源神经症，也可翻译为心灵神经症，noögenic 是指"起源于 noös 的"，noös 一词也被翻译为"奴斯"，是古希腊哲学家广泛使用的一个词，但是它在亚里士多德、柏拉图等人那里有不同的内涵，有时候它指"智力""智慧"，有时候指"心性""灵性"，有时候指"常识"。在弗兰克尔的学说中，noös 更多是指"灵性"（spirit）。所以我理解将 noögenic neuroses 译为"灵性起源神经症"比较准确。

出生命的意义》尤其让我印象深刻，迄今也是我经常推荐的自助读物。

那时我经常跑去各个图书馆借阅外文期刊，有一次，我在昆明医学院第一附属医院的图书馆里看到了赵旭东老师的团队订购的《家庭治疗期刊》（*Journal of Family Therapy*），拿起来随手一翻，就看到了吉姆·兰茨发表在 1998 年第 4 期上的文章《弗兰克尔的存在无意识在婚姻、家庭治疗中的应用》（Viktor Frankl's existential unconscious in marital and family psychotherapy）。

兰茨谈到：弗兰克尔认为，家庭生活有多重的意义和意义功能。每一对夫妇，每一个家庭，每一个家庭成员认识意义和实现意义潜能的途径都是独特的。家庭中的意义有三个部分：其一，婚姻、家庭生活中的意义；其二，追求意义的意志；其三，追求意义的自由。

追求意义的意志是婚姻、家庭行为的基本动机和原因。治疗师应帮助家庭发现家庭意义和实现意义的潜能，这些意义和潜能曾被掩盖、否认、压抑，隐藏于家庭存在的无意识中，治疗师在治疗过程中要把这些无意识中的意义和潜能带到意识层面。

空心和无意义感的心理治疗

时至今日，意义生成（meaning-making）已经是心理治疗界各宗各派的必备技能，存在主义和人本主义者在反思自由、孤独和死亡中寻找意义，辩证行为疗法和接纳与承诺疗法则通过各种技术和表格帮助人们寻找、创造各个领域的人生价值。

人生意义说复杂也复杂，说简单也简单。从简单处说，人生意义就是一个"爱"字。儿童的意义是吃喝玩乐，少年的意义是求爱求友，青年的意义是安家立业，中年人的意义是敬老育儿、改造社会，老年人的意义则是超越生死。它们其实都是不同人生阶段的爱的能量的变形，大致上和马斯洛所说的多个需要层次对应。很多人感觉没意义，可能就是因为分配给他的人生意义，不适合其爱的能量的发展心理学规律。

从复杂处说，人生可以划分为八个阶段，每个阶段都有不同的爱的形式，分别对应不同的意义，如我个人根据临床实践总结的表1所示。

浸润在不同文化下的我们，同时深受某种文化的滋养，从理论上来说，应该不会出现饥肠辘辘的空心青年。但是，如果遇到文明转型、礼崩乐坏之时，原有的文化意义就会断裂和丧失，个体的空心感也会随之而来，比如鲁迅，大概就是所谓的"空心病"（灵性起源神经症）患者，而且从青年期一直到中年期也没有缓解。1924年，鲁迅44岁，身患肺结核，搬家到北京的西三条胡同，体形矮小的他，家国之爱没有实现，正在苦闷中翻译日本人的书《苦闷的象征》，书中有很多弗洛伊德的理论。

鲁迅和弗洛伊德同病相怜，肺结核在那个时代是人人皆知的绝症，弗洛伊德那时候也已经得了现在人人皆知的另一种绝症——口腔癌。

表 1　心理意义发展表

发展分期	要本能演化	自体－客体关系配对（要本能灌注）	自体－客体关系配对（死本能灌注）	意义
婴儿期	自恋之爱	慈爱母亲－信任婴儿	死亡母亲－恐惧婴儿	认同信任婴儿：我无比可爱，我的母亲无所不能
幼儿期	控制之爱	规训父母－自主幼儿	操纵父母－害羞幼儿	认同自主幼儿：我可以控制
小儿期	三角之爱	相爱父母－主动小儿	敌对父母－内疚小儿	认同主动小儿：我能主动地在三角关系中竞争爱，失败了也没关系
少年期	学习之爱	民主老师－勤奋少儿	独裁老师－散漫少儿	认同勤奋少儿：我可以勤奋地学习
青春期	浪漫之爱	欣赏长辈－浪漫少年	功利长辈－空心少年	认同浪漫少年：有浪漫的诗与远方等着我
青年期	名利之爱	关爱社会－有爱青年	冷漠社会－隔绝青年	认同有爱青年：为了爱情，为了事业，奋斗吧
中年期	家国之爱	感恩家国－繁衍中年	"吸血"家国－停滞中年	认同繁衍中年：心安之处即是家
老年期	宇宙之爱	抱持宇宙－统整老人	无情宇宙－绝望老人	认同统整老人：我可以做个心满意足的乐天派，拥抱死亡

当人们觉得人生毫无意义时，死本能就开始运作，让人们自毁、毁人，迈向死亡。弗洛伊德在他的论文中提出，生命的终极意义就是死亡，死本能让一切能量归零。它是人类原初受虐性的来源，原初受虐性也体现在陀思妥耶夫斯基在其小说中反复呈现的那些古怪的俄罗斯人，比如《卡拉马佐夫兄弟》中的那些男人身上。

1924 年，在翻译《苦闷的象征》之前，鲁迅发表了他的经典短篇小说《祝福》，其主要人物祥林嫂，就是一个受尽虐待的女性：被婆家虐待，被打工的鲁镇居民虐待，还被命运之神老天爷虐待，不公地夺走了她的独生子。处于解离状态，自杀前夜的她，走向了"我"，问道，"一个人死了之后，究竟有没有魂灵的"，引发了"我"的惊慌失措。最终，丧失了生命所有意义的祥林嫂走向了自杀，虽然她的物质环境比关押在纳粹集中营里面的弗兰克尔好很多。而"我"，则清楚地看到，祥林嫂的生命的意义已经被社会注销了。

显然，如果一个人不相信死后有灵魂，而他又是个集体主义者、家庭主义者，那么一旦其生命的价值被集体否认了，被家庭拒绝了，唯一寄存人生意义的独生子又不幸死亡，其存在就没有了意义。

愿你我都能找到自我存在的意义，因为这对于支撑一个人穿越困境并最终活出自我非常重要，正如我们从弗兰克尔的故事中读到的。

李孟潮

精神科医生

推荐序二
"失心时代"的先知

大哲学家、存在主义精神病学的先驱雅斯贝尔斯有一个很著名的命题——"轴心时代"。大致在公元前 800 年到公元前 200 年的轴心时代，各种文明中都出现了伟大的精神导师——中国的老子与孔子，古希腊的苏格拉底、柏拉图和亚里士多德，古印度的释迦牟尼……如果说我们有幸感受到文明之光，那是因为轴心时代的先知们点燃了火把。

时至今日，我们却越来越处于一种被我称为"失心时代"的境况中：人们不再崇尚一种反省的生活，如果一个人自发地思考自己的人生，很有可能被周围的人评论"你想多了"。探索心灵的智慧逐渐被神经科学化的学院心理学取代，探索式、表达式的心理治疗逐渐被药物治疗或者所谓的循证治疗代替，即便是名头响亮的"积极心理学"，细看下来，也不过是数据支撑下的常识而已，其目的是提高人的效率，对于人类心灵的阴暗面则干脆采取鸵鸟主义。

正是在这样的背景下，重读弗兰克尔的书，才会有一种"早就被看到，早就被警告，早就被关怀"的感觉。在本书中，作者满怀深情地开宗明义，振聋发聩——

要想解决我们这样一个充满着无意义、去人格化、去人性化的时代的病症，除非将人性的维度整合进"人"这一概念中，否则，谈论我们这个时代的病症的解决之道，是完全不可能的，而人的概念是任何一种心理疗法（无论是意识层面的还是无意识层面的）不可或缺的基础。

这段话没有任何数据作为支撑，与其说这是一句陈述，倒不如说这是彻头彻尾的祈使句。作者以此警告我们万万不可舍弃意义而装模作样地"治疗"病症。如果不根据作者独特的经历来理解这句话，会觉得这无非是一碗偏咸了的"鸡汤"。

作者是土生土长的维也纳人。顺便提一下，维也纳走出过弗洛伊德、阿德勒、莫雷诺、简德林、科恩伯格、科胡特等多位心理治疗的开创者和大师，说是整个心理咨询与治疗界的圣地都不为过。弗兰克尔和弗洛伊德及阿德勒都有交往，然而他有一段经历是上述其他大师都不曾有过的：1941年年底，弗兰克尔与未婚妻举行了婚礼。1942年9月，他和家人包括他的新婚妻子一起被纳粹逮捕，关押在捷克波希米亚地区北部的特莱西恩施塔特集中营，他的父亲不久就因为饥饿死于集中营中。1944年，他和妻子一同被送往波兰奥斯威辛集中营，不久其母亲也被送至该地并死于毒气室。之后，弗兰克尔又辗转至德国考弗灵集中营、蒂克海姆集中营。他的母亲和兄弟在1944年被纳粹残忍地杀害了，而他朝思暮想的妻子则于纳粹投降前死于德国贝尔根 - 贝尔森集中营。弗兰克尔在集中营中度过了近3年时间，直到1945年。除了移民澳大利亚的妹妹，他的所有亲属都丧生了。

弗兰克尔的存在主义分析及意义疗法正是这一经历的产物。所以，诸位可以想象一下，这一心理学传统与弗洛伊德及阿德勒的心理学传统有多么不同，事实上弗兰克尔的心理学传统成了维也纳第三治疗学派。弗洛伊德强调"性"，阿德勒强调"自卑"，而弗兰克尔强调"意义"。意义使得弗兰克尔选择留下来陪父母；意义使得弗兰克尔走出集中营的尸堆；意义使得弗兰克尔在几乎失去一切后，仍然具有旺盛的生命力与创造力。所以，弗兰克尔深深地意识到意义乃生死存亡之要害，是完整人生不可或缺的珍宝。他很早就看到了，无论是精神分析式的还原论，还是行为主义式的还原论，都不可能解决心灵的问题——

> 我认为还原论是一种亚人本主义。它被一种狭隘的科学真理观束缚着，以将自己限制于非人性的维度的方式把现象逼进普罗克汝斯特斯之床[⊖]，逼进某种先入为主的解释模式，而不管这一现象到底与动力分析或者学习理论有没有关系。

作者为此呐喊到92岁的高龄，但他并没有看到在他身后，还原论——解决心病的方法是干掉人心——越来越占上风。正因为这样，本书的翻译与出版恰逢其时。我在通读全书译稿的时候，经常感到心潮澎湃，一方面是感慨作者这么早就预见了"失心时代"，另一方面是庆幸如今的精神分析传统日益接受意义指向。作者虽然没有使其传承开枝散叶、连绵不绝，但其理念和实践其实

⊖ 希腊神话中一张杀人的床，人躺上去后，太高就会被砍断腿，而太矮则会被硬生生地拉至床的长度。此处喻指某种死守先入为主解释模式的人，例如死板地运用精神分析或行为主义理论的人。——译者注

被后来的很多学派继承了，比如策略派家庭治疗之"悖论处方"技术就来自弗兰克尔的"矛盾意向法"（paradoxical intention）。意义疗法虽然并没有成为显学，但几乎所有流派都或多或少地增加了意义的维度，我想弗兰克尔的在天之灵会万分欣慰的。

作者更有名的一部书《活出生命的意义》被翻译成 50 多种语言，全球发行逾千万册，使无数人受益良多。随着这部姊妹篇的作品问世，希望这部"先知书"能为读者带来生命的慰藉。

张沛超

心理咨询师

是"活着"还是"我在"

人活着，到底是为了"有一口饭吃"，还是为了"我是我，我可以确定，我有理由，有原因，有实际的意义，存在在这里"？

本书首次翻译出版，已经过去四年有余。当时，是新冠疫情开始之前的几个月，而今白驹过隙，我们的生活也发生了巨大的变化。感谢机械工业出版社对于这一译文的肯定和信任，使得我们可以在后疫情时代一同领会这本意义疗法译著对于我们的意义。

在这本译著中，郑世彦老师对弗兰克尔的生平已有详尽的介绍，王学富老师对弗兰克尔的主要理论和技术也已经做了一番近乎完美的解说，读者们可自行选读，在此我便不再赘述。这一次，我想作为一个修习弗兰克尔法门的学生，结合我们的时代，针对他的人生经历与思想谈一谈自己的理解。

弗兰克尔是一位临床实践的集大成者

从心理疗法的实践来讲，维克多·E. 弗兰克尔是一位临床实践的集大成者，他的身上同时兼有精神分析、人本主义、存在主义以及后现代催眠疗法的影子。弗兰克尔也是一位有承前启后意义的学者。著名的艾瑞克森催眠疗法实践大师杰弗瑞·K. 萨德（Jeffrey K. Zeig），就曾在他的书里写到他去拜访弗兰克尔的经历。

在《我们为什么而活》这本译著中，可以看到弗兰克尔的实践中蕴含了各种理论。比如说，在第 6 章中，他讲了不少现实世界的瞬时性和必死性，从中分析了过去、现在、未来对人的影响，这是对"生活世界"的一种现象学描述，也是对"界限情境"的描述，这些描述加上萨特所说的"选择是施加在人类身上必然的诅咒"，以及克尔凯郭尔"信仰之跃"的方法论，弗兰克尔得出结论：在实践上、行为上，我们正在"将现在选入未来，并对结果负全责"。这要求我们行为上对自己的每一个瞬间有意识，对自己的每一个选择慎重考虑。

在意向性的实践问题上，意向性首先是布伦塔诺透过对主体的体验进行描述和分析而得出来的理论结果，弗兰克尔在诸前人的基础上，对意向性进行了实践操作。在第 4 章和第 5 章中，我们可以看到三个意向性分析的图例，在那里弗兰克尔进行了一些实际上是内时间分析的意向性分析。他分析了一个人在处于某个症状中的时候，其意识所可能有的各种指向，然后通过技术改变其中的某个指向，来实现对于症状问题的改变或治疗。这可以是一个供所有疗法的学习者参考的根本方法。

这样的综合性实践运用，给了我们许多启发。我们学习理论，并不是为了通过吊书袋式的显摆来彰显自己的存在，关键在于如何改变世界。每一次实践的背后闪耀着诸多灵魂的力量，最后落在实处，为来访者带来福祉，这是我们真正追求的实践意义。

找寻意义是一件需要穿透整个自己的事情

弗兰克尔在奥地利时就已经开始接触并实践精神分析和现象学，第二次世界大战之后，他被救到美国，也接触了不少美国实用主义、现代认知心理学、催眠等相关内容。就这本书的内容来看，他后来对于无意识的认识似乎仍停留在信奉机械论的弗洛伊德时代。

我个人认为，存在主义和人本主义，以及与它们相关联的各种心理咨询实践方法，在一定程度上是受知识结构限制的。作为一个践行了很久精神分析临床的实践者，在翻译这本书的时候，我就经常冒出这样的想法："如果萨特有机会知道更多无意识的力量，他会怎样修改他自己的理论呢？"同样，在看到精神分析中许多实践者的状态后，我也会想："如果这些精神分析学者拥有更多关于现身情态的认识，更多人类存在本真境况的认识，是否做起工作来也会大不一样？"

在这里说这些，并不是为了批判而批判，而是因为我们身处百年未有之大变局时代的中国，不得不面对事实。意义疗法，贯彻着对于个体体验的尊重和对自由选择的强调，但是，如果我们能够站在广阔的人心世界去看问题，就会发现人类不仅在外在现实、自由选择上受到无数限制，在个人的内在现实上也存在无数限制。

比如说，在我们目前所处的"短视频"时代、AI时代，每一本网红秘籍，都在教人"怎样运用人的动物性，来占领一个人的时间"。这将对每一个成长中的人的自我功能提出更高的要求。而且，人在一生中受到的创伤越多，就越难以有力气在界限情境中实现超越，也越难以抵抗所有可见的诱惑而导致无法相对客观地做出选择。一个人，要想做到弗兰克尔所说的自我选择以及自我负责，就要能够鉴别异化信息并对自己加以保护，并且能够为自己的选择承担后果。

又比如说，近些年出现的学生自杀问题、生育率下降问题，以及对原生家庭问题的大量讨论，昭示着温饱问题已经不再是人们忧虑的第一对象，对于个人感受的重视、对于人性的尊重和对于各种人性需要的关切似乎已经成为人们所关注的首要议题。一个人要想做出自己的决定，需要穿越多少单凭自己的认知能力无法认识到的内容？我们知道自己正在发生什么样的内部冲突吗？我们知道早期的依恋关系怎样影响了我们与每个人的关系吗？我们知道自己的自尊在多大程度上决定了我们的愤怒吗？我们知道某一个外部事件是否已经对我们造成了创伤吗？我们知道死亡对我们来说意味着什么吗？我们每一个人真的有动力去直接面对这一切吗？当一个人还不能满足自身核心的需要，或者还没有经历界限情境并做出自我超越的应对时，他做出来的事情，不论再怎么冠冕堂皇，也极有可能只是出于自身的需要，而不是最广泛的利益。这样一来，他就更容易被异化、物化，而无法触碰作为一个人真正需要面对的意义。

在人心更加内部的位置，原型动力结合社会与自然的信息推动着每一个个体做出某些行为，在相对外部的位置，伴侣间的动力、家庭的动力、家族的动力、出生地的文化习俗、整个文化传统都在影响着每一个人的决定。这么多的内在限制，我们每一个个体的某个行为，到底是受到操纵而产生的，还是真的是由自己的本心决定的？人们通常会得出许多为了认知协调而产生的结论，比如一个被某游戏内部操纵机制训练出来的人，会认为"我爱打这个游戏是因为我喜欢打游戏"，比如一个已经被"PUA"手段糟蹋得只会以虐待自己的方式维系关系的人，会认为"这才是维系关系的唯一途径"。我们对于这一切的认识和防护尚未跟上日渐精细的操纵手法的更新速度。

在这种基础上，人的自由选择真的可以实现吗？个人认为是可以的，而且今天的这个机制，会更充分地筛选出会被操纵的人和可以发自本心做出选择的人。四年之后，当我再次翻开此书，满眼所见，尽是弗兰克尔在呐喊："做个人吧，做个人吧，做个人吧。"人可以躲进主义，躲进家族，躲进理性，躲进理论，躲进语言，躲进意象，躲进身体，躲进一切症状，可是生而为人的悲剧和希望都是，无论怎么躲，都躲不开自己乃至所有人身上的人性。如果说生命是永恒的变化和"成为"，那么愿我们都能拥有存在的勇气，在成为人类的路上，实现自己的人性。在这样做的时候，我相信，我们就是在全体人类成为人类的路上，铺上自己的一块拼图。

最后，请容许我再次感谢在首次翻译时提供过帮助的吴江老师、李明珠老师和王小玲老师。感谢张沛超博士对哲学内容的指点和后期精心的审校，如果不是他的帮助，我对存在主义的认识不会有这样快的进程。在此本译著的出版工作中，机械工业出版社的编辑们专业、耐心的工作态度使我印象深刻，在此一并致谢。

郑琛

2024 年 4 月

前言

本书是《心理疗法与存在主义》(*Psychotherapy and Existentialism*)和《无意识的上帝：心理疗法与神学》(*The Unconscious God: Psychotherapy and Theology*)这两本著作的后续。

本来我在筹划本书时，曾计划采用论文集的形式，不过在对文稿进行修改以及拓展其内容时，我越来越清楚地认识到，虽然现在那些论文都被我修改成了一个个的章节，进而已经形成了一整本书，但它们之间仍是由一条清晰的思路贯通起来的。更重要的是，本书前两章讨论了"意义疗法"的三块基石：追求意义的意志 (the will to meaning)、生命的意义 (the meaning of life)以及意志的自由 (the freedom of will)。

意义疗法常被学界划归于"存在主义精神疗法"或者"人本主义心理学"的条目之下。不过，读者们可能已经发现，我对存在主义，或者至少是对所谓的存在主义进行过批判。同样，读者们也会在这本书中发现，我对所谓的人本主义，或我所称的"伪人本主义"，也有着一些攻击性的表达，读者们不应该惊讶：我也反对所谓的伪意义疗法。

让我们简单回顾一下心理疗法的历史，来看看存在主义和人本主义在精神病学与心理学这两个领域中究竟占据着什么样的位置。我们所有人都从那位心理疗法领域最伟大的精神人物——西格蒙德·弗洛伊德那里学到了一课。我也是！（不知道读者们是否了解过，早在1924年，在西格蒙德·弗洛伊德的个人邀请下，我就已经在《国际精神分析杂志》上发表过一篇论文。）他教会我们如何掀开神经症的面纱，如何揭开掩藏在行为下的无意识动机。可是，我认为揭露的工作在精神分析师所面对的情况已经不再属于"被掩藏"的内容时，必须点到即止。这是我一而再再而三坚持呼吁的，而发出这种呼吁的原因很简单：这部分内容本身是真实的。如果"揭露式心理学家"（精神分析师曾这样称呼自己）不在真实跟前停下，他们就会继续揭露的工作。而这正是他们自己的潜在动机，是他们无意识中对于真实的贬低、抑制和轻视，即对于人类身上那真实的人性的部分所进行的贬低、抑制和轻视。

与此同时，基于学习理论的行为疗法已经在很大程度上撼动了精神分析长期以来所享有的不容置疑的地位。行为治疗师们可以提供证据证明，许多弗洛伊德主义者的病因学信念只是信念而已。在行为主义者眼里，并不是每一例神经症个案都能追溯到其早期童年的创伤经历，或者追溯到本我、自我与超我间的冲突，同时，对那些不是通过精神分析，而是通过短程的行为修正（如果不是来访者自己好转的话）来实现的治愈，并没有出现症状替代的情况。因此，人们可以将神经症的"去神话化"[⊖]归功于行为主义。

⊖ 这并不是一种牵强的表述。西格蒙德·弗洛伊德自己就曾把本能理论看作一个"神话"，且把本能当作一个"神话意义上的实体"。

不过，这还是不够的。要想解决我们这样一个充满着无意义、去人格化、去人性化的时代的病症，除非将人性的维度整合进"人"这一概念中，否则，谈论我们这个时代的病症的解决之道，是完全不可能的，而人的概念是任何一种心理疗法（无论是意识层面的还是无意识层面的）不可或缺的基础。

比加内·克维尔豪格（Bjarne Kvilhaug）是一位挪威心理学家，他评论说意义疗法使学习理论恢复了人性。后来，德国美茵茨大学精神病学部的尼古拉斯·彼得里洛维奇（Nikolaus Petrilowitsch）也提到，意义疗法使精神分析恢复了人性，更具体地说，与其他学派的疗法不同的是，意义疗法不会只停留在神经症的维度上。这是什么意思呢？精神分析将神经症视为某种心理动力的结果，且由此推论出治疗的方法：以活化另一种有益的心理动力的方式来抵消这一病症，比如一种健全的移情关系。而行为疗法则是把神经症看作某种习得、某种条件反射或者某种生理进程。与此相对应，行为治疗师们会给来访者开具重新学习或者重新调节的药方，以对抗神经症。不过，正如彼得里洛维奇所说，在这两种理论中，治疗仍停留在神经症的层面。而意义疗法则穿过这一层面，跟随着个人进入人性的维度，在那里，它可以利用仅在这一维度可能接触到的人类本已具有的资源，比如说人类独有的自我超越和自我分离（self-detachment）的能力。

不管在怎样的情况下，在我们实践意义疗法中的"矛盾意向法"时都会激活后一种能力；而前一种能力在诊断和治疗中同样重要。如果不将自我超越考虑在内，或者也完全忽视自我超越的一个方面——追求意义的意志，我们就永远无法诊断出源于追求意义的意志受挫的心灵神经症，我们也不可能在治疗中诉诸于自我超越的力量，或者当它受到压抑时，将它从病人的无意识中唤醒——这有时可能是我们的主要任务，这一点已经在实证领域得到了证明：有研究者已经通过科学研究证明追求意义的意志有着显著的"生存价值"。

在自我分离这一方面，也已经得到了有严格的实证研究支撑的证明：自我分离是一种重要的"应对机制"，可以说一早就被设定在人类的心灵世界里了。正如我接下来将会在本书中演示的，这种机制同样适用于以幽默为代表的自我分离功能。

总之，我们可以说精神分析教会我们怎样揭露神经症背后的动力，而行为主义教会我们怎样去除神经症神秘的一面。现在，正如彼得里洛维奇和克维尔豪格所言，意义疗法教会我们为精神分析与行为主义"重赋人性"。不过这种看法还是有些过于简单，因为从它们之间的相互关系来看，意义疗法与另外二者之间不仅存在着先后秩序，还有一些相通的地方。今天，有人可能在无意中发现了一个事实，那就是德国杰出的弗洛伊德主义者沃尔夫冈·洛赫（Wolfgang Loch）的发现："从本质上来讲，精神分析式的对话是一种创造新生命意义的努力。"⊖美国纽约行为主义疗法中心主任莱奥纳德·巴切利斯（Leonard Bachelis）也提到过这种现象：很多正在他们中心接受治疗的人都有好的工作，在外人看来也很成功，可他们还是想自杀，因为觉得自己的生命毫无意义。⊜

所以说，秩序之中也存在着相通之处。不过，我经常在讲学

⊖ *Psyche*, XXX, 10, 1976, pp.865-98.
⊜ *American Psychological Association Monitor*, May 1976.

的过程中告诉大家意义疗法并不是万能的，因此意义疗法治疗师们可以对与其他疗法进行合作持非常开放的态度，也对意义疗法自身的更新换代持开放的态度。事实上，精神分析和行为主义取向的心理治疗学派很大程度上忽略了人类现象中的人性部分，他们仍然信奉还原论，因为这种思潮目前还占据着心理治疗训练领域的优势地位，而还原论却处在与人本主义完全对立的一面。我认为还原论是一种亚人本主义。它被一种狭隘的科学真理观束缚着，以将自己限制于非人性的维度的方式把现象逼进普罗克汝斯特斯之床，逼进某种先入为主的解释模式，而不管这一现象到底与动力分析或者学习理论有没有关系。

当然了，这些学派都为心理治疗领域做出了非常有价值的贡献。意义疗法并不会使弗洛伊德、阿德勒、巴甫洛夫、华生或斯金纳等伟大先驱们的研究成果失去价值。在他们受尊敬的领域内，每个学派所取得的成就都已证明了一切。不过，只有当我们将它们放在一个更高的、更包罗万象的维度，即人性的维度时，它们真正的意义和价值才能显现出来。在这一维度，人类不再被看作只是为了满足自己的欲求而行动，或被看作只能顺从自己本能的生物，又或者被看作只是为了调和所谓的本我、自我和超我之间的冲突的苦命牵马人[⊖]，也不再将人类现实仅仅理解成神经调节过程或者条件反射的结果。在这里，人类被看作一种寻求意义的存在，而这种寻求的徒劳看起来是我们这个时代许多病症的症结。一个先验地拒绝倾听那被忽视已久的意义所发出的呐喊的心理治疗师，又如何能够应对今时今日的群体神经症呢？

⊖ 弗洛伊德曾将人比作执掌马车的人，马车上的三匹马分别为本我、超我和现实。——译者注

我的论文和著作，包括本书，会有一些至少第一眼看上去像是已经过时的内容，但我很确定其中有些东西还是合乎时宜的。想想那弥漫于全世界的无意义感吧。如果这种无意义感的肆虐是20世纪70年代的群体神经症，我在20世纪50年代便预测了它的增长和传播，而在那之前，在20世纪30年代我就提出了一种治疗方法。我个人一直希望对这些保持一种谦卑的态度，但对无意义感的问题的强调怎样都不会过时。

维克多·E.弗兰克尔
维也纳，1977年的第一个春日

导读
弗兰克尔的意义

　　我给这篇导读起名"弗兰克尔的意义"，有两层意思：一层意思是，弗兰克尔是意义疗法的创导者；还有一层意思是，弗兰克尔的意义疗法对我们当今这个时代、对我们每个人，都是有意义的。这就是为什么我们要读弗兰克尔。

苦难与意义

　　弗兰克尔的意义疗法有一个基本的关注点，就是苦难。这个存在主义的基本议题由弗兰克尔来讲，是最适合的。他亲身经历了人类最悲惨的一种苦难形式：集中营。他生于一个犹太人家庭，父严母慈。他接受良好的教育，成了一名医生，有深爱的妻子。按自然的情形，他可以有一个幸福美满的人生。但有一个人把他的人生变成了一场悲剧。这个人是希特勒。弗兰克尔的不幸在于他生为犹太人，跟希特勒生于同一个时代。弗兰克尔和他的家人都被投进了集中营，他和他移民的妹妹是这场灾难中仅有的幸存者。有人说，弗兰克尔的心理学是从集中营产生出来的。诚然，意义疗法竟缔造于苦难之中。

苦难与意义有什么关系呢？叔本华曾说，人生只有苦难，没有意义。一般的理解也是如此：苦难与意义无关，甚至，苦难与意义是对立的。在苦难里没有意义。苦难发生的地方，人们感受到的是恐惧、痛苦、绝望、虚无。当弗兰克尔置身于集中营，成了囚犯，一切都被剥夺了，没有自由，没有尊严，人生发展落空，至亲都被杀害，他也随时会被拉去枪毙，被投进毒气室、焚尸炉。弗兰克尔自问：置身此等境地，人生意义何在？没有人有资格跟弗兰克尔谈意义或无意义，弗兰克尔自己做出回答：有！弗兰克尔说：有一种东西叫态度，是苦难无法夺走的——这种态度就是：在任何境遇之下，我们都可以做出选择。即使面对死亡，我们依然可以选择死的态度。弗兰克尔把在苦难中探寻和建立的意义称为态度性价值，这种态度性价值高于从爱中获得的体验性价值、从工作中获得的创造性价值。弗兰克尔常常引用的两句话，可以看作他的心理学核心观念。一句是陀思妥耶夫斯基的话："我不害怕受苦，我害怕白白受苦。"另一句是尼采的话："如果一个人有一个为之而活的意义，他就可以承受生活的任何境遇。"

作为心理咨询师，弗兰克尔给我们的一个启发是，帮助来访者反思其所受的苦，一方面选择在受苦中寻找意义，另一方面选择为有意义的事情受苦。症状的苦是一种不当的受苦，不值得的苦，也就是无意义的苦，或白白受苦。弗兰克尔告诉我们，意义本身有疗愈作用，意义疗法是帮助来访者寻找意义，获得疗愈。

自由意志与存在超越

存在主义有一个基本的观念：人有自由意志，可以通过自己选择来定义自己，这便是萨特所说的"存在先于本质"。一个人需要充分意识到自己的自由意志，并且充分使用他的自由意志去做选择。弗兰克尔用他的生命态度向我们证实：即使身陷苦难，也可以凭自由意志做出选择。当然，弗兰克尔也提醒我们：这种自由并非绝对的，而是受限的，还要接受和承受人类的自由会受限制的情形。进而，他又告诉我们，这个限制是可以被超越的。鉴于此，他提出一个概念："存在的自我超越"（existential self-transcendence）。马斯洛倡导"自我实现"（self-actualization），即人追求自身的潜能得到最充分的发挥。"自我超越"是说，人类还有一个朝向有意义的视野，进入一个服务的境界。追求自我超越会让人忘记自己，投身于他人，将注意力转向可以爱的人和外界，而不是关注自己与自我实现。他说，马斯洛的自我实现其实是自我超越的一个副产品，一个人在追求自我超越的路上，他意外实现了自我。

反对还原论和泛决定论

基于自由意志与存在超越的理念，弗兰克尔旗帜鲜明地反对还原论和泛决定论。所谓还原论或泛决定论，其本质是把人类当成一个东西，一种物质，或者各种元素的组合。还原论者不承认存在着任何独一无二的人类现象，他们甚至把人等同于动物，认为在人身上找不到跟动物有区别的东西，或者说，人类身上的东西在动物身上都能找到。还原论者在人类身上发现的只是功能，如条件反射、条件控制过程、先天释放机制。他们过度强调生物医学模式的治疗取向，对人进行病理诊断，把人看成疾病的载体。

除了机制、疾病，人的精神、心灵、情感、品质等都被忽略和删除了。但弗兰克尔强调：人的存在不是一个东西，东西是可以互相决定的，比如说一张桌子是部件与部件的结合，各部件起到互相牵制与彼此决定的功用。桌子的本质是由制作者定义的，但人可以为自己做决定，而不被安排、被设计。只有人具备"存在的自我超越"，物、工具、动物并不具备。弗兰克尔说："终归来说，人并不完全受限于他们所在的环境，反而这些环境会因人的决定而受到限制。"在治疗上，意义疗法可以称为态度的疗愈："其实真正重要的并不是我们的恐惧和焦虑，而是我们面对它们时所采取的态度，而这种态度，是人类可以自由选择的。"他总结说，是辨别力缺乏导致泛决定论的产生，而还原论就是流行于今天的虚无主义。

存在空虚与追求意义

　　弗兰克尔是一个为意义发声的人。在他的《活出生命的意义》一书中，我们看到，弗兰克尔在集中营时就开始了呼喊，他的狱友中有人听见，坚持活下来；有人没听见，在得到解放的前一天，死于绝望。现在，我们又读到他的另一本书《我们为什么而活》，弗兰克尔在喊给我们这个时代的人听。在我们生活的这个时代，有一种普遍的虚无，青少年学生感到抑郁、想死，因为觉得生活毫无意义。弗兰克尔感慨：我觉得在这里，我们可以听到关于意义的呐喊，而这种呐喊却没人在意。这种情况不只发生在大学里，许多看上去过得不错的人，内心却有一种非常深的无意义感；甚至那些成功的人，灵魂也有这样一种拷问：意义何在？有人接受心理治疗,虽然回归了生活,但依然面对内心的意义感不足。这就是弗兰克尔所说的"存在空虚"(existential vacuum)。人类这种广泛而深刻的存在空虚,不只是个人感受,已经蔓延成一种群体神经症。这就是意义疗法的意义:面对生存的空虚和无意义,我们要寻求意义,并帮助别人活出意义来。弗兰克尔解释说:意义疗法是通过意义获得疗愈。

"以一种有尊严且勇敢的姿态来面对黑暗"

弗兰克尔所倡导的意义,让我想到鲁迅所说的希望:"希望是无所谓有,无所谓无的。这正如地上的路,其实地上本没有路,走的人多了,也便成了路。"弗兰克尔身陷集中营,依然不肯放弃希望。他在《活出生命的意义》中说:"客观地看,未来似乎确实是没有希望的……虽然如此,我也不想放弃希望。"像鲁迅一样,弗兰克尔具备直面的品质,敢于直面黑暗,直面严酷的现实,不被黑暗淹没,不被严酷的现实所击垮。弗兰克尔说,我们要"以一种有尊严且勇敢的姿态来面对黑暗"。我特别喜欢本书中的一个隐喻:"在黑暗之中燃烧的一根蜡烛,可以点燃数以百计甚至数以千计的蜡烛,它们可以一同驱散黑暗,并终将给世界带来光明。"这根燃烧的蜡烛,就是弗兰克尔所说的意义,也是鲁迅所说的希望。他们是希望的传播者,意义的呼喊者。弗兰克尔是从集中营里出来的人,在集中营里,他向狱友呼唤意义,在集中营外,他向公众呼唤意义。这让我想起鲁迅"铁屋子"的比喻,苏格拉底"洞穴"的比喻,罗洛·梅"笼子"的比喻,它们都是囚禁生命的集中营的象征。这些思想者,都是意义与希望的呐喊者,激励人们解放心灵，走向自由。

有人说，弗兰克尔与阿Q一样，是忍受苦难的人，弗兰克尔所谈的意义，是一种阿Q式的精神胜利法。这也如同有人说鲁迅是中国最大的阿Q，其实大谬不然！从象征的意义来看，弗兰克尔是鲁迅笔下的狂人，一个文化觉醒者，为意义与希望而呐喊。与此相对，阿Q象征的是没有觉醒的人、精神逃避者，是一个伪英雄，追求一种伪意义。在阿Q身上看不到希望，因为他是一个怯懦、可悲和投机取巧的苟活主义者。他能在苦难中生存下来，不是因为他有弗兰克尔所说的"存在的自我超越"，相反，他活在一种自欺性的自我安慰里。阿Q不具备弗兰克尔所倡导和体现的自由意志、平等精神、自我反思和人的尊严，他追求的革命也不是朝向公共意义与服务他人，而是出于一种攫取物质与权力的欲望。我们的文化方向是从阿Q式的苟活主义（自私自利的生存主义）走向弗兰克尔意义取向的存在主义。这里可用鲁迅的两句诗来表达：横眉冷对千夫指，俯首甘为孺子牛。前句代表着一种直面黑暗的生命尊严，后者代表着一种服务他人的"自我超越"。

洞见与远见

弗兰克尔的意义也体现在他对心理症状根源与本质的洞察上，"在恐惧中逃走""对恐惧的恐惧""过度意愿""过度反思"都反映了他的洞见，值得我们细细阅读与体会。凡是过度的，就是不自然的，就是强求的，就会有损害，包括对个人幸福的过度追求，会毁灭幸福，对责任的过度承担反而损害了责任。在弗兰克尔的意义疗法中，他独创了两个有效的治疗方法：矛盾意象法和去反省法，并附以治疗案例的演示。我特别喜欢读他的经典案例，用最简练明晰的方式阐释意义疗法的本质，如一个丧失了妻子的老医生的来访者。他曾经接受精神分析训练，但反对弗洛伊德称人最根本的动机是追求快乐的意志的观点，弗兰克尔指出：人最根本的动机是追求意义的意志。在他看来，这不仅仅是人类本性的真实体现，还是一种可靠的心理健康的标准。他引用爱因斯坦的话："把自己的生命视为毫无意义的人，不仅感受不到快乐，还很难适应生活。"在弗兰克尔那里，对意义的愿望不仅具有精神价值，还有一种生存价值。基于在集中营的经验，他有一个可贵的发现："在其他条件相同的情况下，最容易在集中营里生存下来的人，是那些朝向未来的人——朝向某一项任务，或者朝向某一个人，某一个会在未来某处等着他们的人，朝向他们将来要去实现的意义。"这种"为了什么"或"为了谁"的目标或愿望，就是人对意义的追求。我由此产生这样的理解，那些陷入症状的人，可能失掉了"为了什么"和"为了谁"，至少这个部分被削弱了。治疗就是帮助他们发现那个"为了什么"和"为了谁"。这种"存在的自我超越"非常符合我的个人观察：人类中那些真正的实现者，他们身上有一种特质——投身他人，成为自己。这也是胡塞尔所说的人类现象的"意向性特质"。

这本书还有一个值得称道的地方，就是用信手拈来的寓言、故事、比喻来揭示思想的深度和智慧，使其明晰而生动。

最后引用弗兰克尔的一段话，算是意义疗法的一个宣称："本能是通过基因实现传递的，而价值观是通过传统来传递的，不过意义有其独特性，它总是要通过个人自己去发现而得来。正如我们现在所理解的，就算所有共通的价值观都消失殆尽，经过这样的发现之旅找到属于自己的独特意义，也是有可能的。简而言之，价值观总会消逝，但意义必将永世长存。"

王学富
南京直面心理咨询研究所所长

弗兰克尔：心理学家与"囚徒"

维克多·E.弗兰克尔，何许人也？

一个囚徒，一个三年间辗转四个纳粹集中营的编号为 119104 的囚徒？

一位心理学家，一位告诉我们生命在任何时候都有意义的心理学家？

或者，他是一位在集中营里思考人生意义的心理学家，一个在生命的苦难中寻找人生意义的"囚徒"？

或许，并没有一个确切的答案。

苦难童年

1905 年，弗兰克尔出生在维也纳切尔宁街 6 号。他父亲说，个体心理学创始人阿尔弗雷德·阿德勒曾在切尔宁街 7 号，也就是斜对面，住过一段时间。

弗兰克尔后来调侃道，维也纳第三心理治疗学派（意义疗法）的诞生地和第二心理治疗学派（个体心理学）的诞生地，可谓近在咫尺。(维也纳第一心理治疗学派是什么呢？是西格蒙德·弗洛伊德的精神分析！)

据弗兰克尔回忆，他在 3 岁时就立志长大后成为一名医生。那个时候，孩子们普遍的职业理想是成为船员或军官，而弗兰克尔将自己的医生梦想与之结合起来，一会儿希望将来成为船医，一会儿希望成为军医。

弗兰克尔还说，大概在他 4 岁的时候，有一天晚上快入睡时，他脑子里突然闪现一个念头——有一天我也会死。此后，这个问题便一直萦绕在他的脑海中：既然生命如此短暂，那它的意义何在？

是什么促使弗兰克尔在 4 岁时就思考生命的意义？我们不得而知，但后来的生活或许揭示了弗兰克尔为什么执着于思考生命的意义。

在第一次世界大战（以下简称"一战"）期间（1914～1918年)，虽然弗兰克尔的父亲是一名公务员，但政府官员的收入一落千丈。暑假时，弗兰克尔一家不再外出度假，而是回到父亲的老家待着。一群小孩子出去挨家挨户讨要面包，顺便在农田里偷点儿玉米。

在维也纳，一到冬天，弗兰克尔每天夜里 3 点就得从床上爬起来，赶去维也纳商场排队领取土豆，直到早上 7∶30 母亲过来替他，然后他再匆匆赶回学校上课。

没有人能够忍受没有意义的苦难。这一切或许促使弗兰克尔去思考或发掘生命到底有何意义。

求学生涯

一战结束后，13岁的弗兰克尔进入著名的施帕尔中学学习，此前弗洛伊德和阿德勒也毕业于这所中学。他开始对心理学和哲学产生浓厚的兴趣，广泛地阅读相关书籍。

1921年，16岁的弗兰克尔举办了生平第一次公开演讲《论生命的意义》，并提出了日后自己思想体系中的两个基本观点：第一个观点是，正是生活向我们每一个人提出了特别的要求，而不是我们向生活索要意义。换言之，使我们的生活有意义的，是我们所给予生活的，而不是我们从它那里索取的。第二个观点是，终极意义一定超越了我们的理解范畴。他把这种终极意义命名为超越的意义，或者在日常意义之上的意义。

1924年，弗兰克尔考入维也纳大学医学院，并决定从事精神病学研究。

此前，弗兰克尔就开始与弗洛伊德有书信来往，并把自己的一篇课业论文寄给弗洛伊德。令人惊喜不已的是，弗洛伊德回信说，他已经把这篇文章推荐给了《国际精神分析杂志》。1924年，这篇文章真的在这本杂志上发表了。

弗兰克尔不仅与弗洛伊德通信，在这篇文章发表之后还碰巧见了一次面。弗洛伊德在听了他的自我介绍后立即说道："维克多·E.弗兰克尔，维也纳2区切尔宁街6号25门，对不对？"看来，由于常年的通信往来，弗洛伊德已经把眼前这个小伙子的地址倒背如流了。

然而，这次见面发生得十分偶然，而且也太晚了：这个时候，弗兰克尔已经成为阿德勒圈子中的一员，而且阿德勒刚刚承诺将他的第二篇学术论文《心理治疗和世界观》发表在《国际个体心理学杂志》（1925年）上。

但随着对个体心理学的深入研究，弗兰克尔发现，阿德勒跟弗洛伊德一样，把人类经验还原为一个单一动机。弗洛伊德认为性欲和攻击性驱动着人类行为，而阿德勒认为对社会优越感的需要驱动着人类行为。而且，他们都从情感问题而不是情感健康角度来解释人类行为。

1926年，在杜塞尔多夫举行的个体心理学国际会议上，弗兰克尔坦率地表达了与阿德勒迥然不同的观点，他认为人类行为并不都是由缺陷激发的，对优越感的需要并不能解释所有的行为，人的首要动力是努力发现生命中的意义。而且，在这一年，弗兰克尔在演讲中首次使用了"意义疗法"（Logotherapy）这一术语。

1927年，弗兰克尔与阿德勒的关系日趋紧张。有一晚，个体心理学会的成员鲁道夫·阿勒斯（Rudolf Allers）和奥斯瓦尔德·施瓦茨（Oswald Schwarz）正式宣布退出，尽管弗兰克尔竭力在他们与阿德勒之间调停，但无济于事。而且，由于弗兰克尔没有无条件地站在阿德勒这边，同样遭到了阿德勒的冷眼。几个月后，弗兰克尔也正式退出了个体心理学会。

以前还有人会说，意义疗法仅仅是"阿德勒派心理学中发展最好、最成熟的理论"，但现在人们没话可说了，因为它要自立门派了——维也纳第三心理治疗学派！

意义疗法的开端

1929 年，在反对弗洛伊德的精神分析和阿德勒的个体心理学的基础上，弗兰克尔提出了区分三种不同价值的构想，也就是为我们的生命赋予意义的三种途径：一是我们的行动，我们的创造，比如做某件事或某项工作；二是我们的经历，与他人的际遇或爱，比如体验自然和文化，或体验另一个人的独特性（也就是爱）；三是在无法改变的命运面前，我们对待苦难的态度，比如遭遇不治之症，我们如何转变自我。

1928～1929 年，弗兰克尔先在维也纳成立了一个青少年咨询中心，后来又依照这一模式在其他六个城市也建立了这一组织，还请来了许多知名心理学家前来助阵，比如个体心理学家鲁道夫·德雷克斯（Rudolf Dreikurs）、人本主义心理学家夏洛特·布勒（Charlotte Bühler）等。

1930 年，在学校期末发成绩单期间，弗兰克尔又组织了一个专门为学生提供服务的咨询项目，效果明显，维也纳多年来第一次没有发生中小学生自杀事件。

弗兰克尔策划的这些活动使他获得了国际上的关注，并被邀请去各地做这方面的讲座。在柏林，精神分析学家威廉·赖希（Wilhelm Reich）开着敞篷车，带着弗兰克尔在市区闲逛，一边兜风，一边与他讨论青少年咨询工作。此外，他还在布拉格和布达佩斯的学术圈子里做了演讲。

1931～1932 年，弗兰克尔在维也纳的玛丽亚－特蕾西恩－施洛斯尔（Maria-Theresien-Schlössl）医院工作并学习神经病学方面的知识。1933 ～ 1937 年，弗兰克尔在施泰因霍夫（Steinhof）精神病院工作了 4 年，负责管理"女性自杀患者区"，每年经过他手的女性患者不少于 3000 人，而他的任务就是帮助这些人找到生命中的意义。

1937 年，弗兰克尔开始以神经病科和精神科医生的身份独立行医。

然而，这种在私人诊所里心无旁骛地看病的日子并没有维持多久。几个月后，也就是 1938 年 3 月，希特勒的军队进驻奥地利，一切变得混乱起来。

1940 年，弗兰克尔开始担任罗斯柴尔德（Rothschild）医院的神经病科主任，罗斯柴尔德医院是在纳粹统治期间维也纳唯一的一所犹太人医院。在写医疗诊断时，弗兰克尔经常将精神分裂症写成失语症，将抑郁症写成高烧谵妄，以阻挠纳粹对精神病人实行的"安乐死计划"。

这几年里，弗兰克尔一直焦急地等待去美国的签证，就在美国宣布参战前夕，他终于接到了书面通知，让他去美国领事馆办理签证。可那一刻他却愣住了，难道他要抛下自己的父母单独离开吗？他清楚父母将面临怎样的命运。

他漫无目地在外溜达。回到家后，他看见桌子上放着一块大理石残片。父亲说，这是他今天从被烧毁的犹太教堂的废墟里捡到的，上面刻写的是《十诫》中的第五诫："当孝敬父母，让你的日子在上天所赐予你的土地上得以长久。"

于是，弗兰克尔留了下来。

集中营岁月

1941年年底，弗兰克尔与第一任妻子蒂莉·格罗塞尔结婚。婚后不久，蒂莉就有了身孕，但因纳粹的不成文规定，只得被迫流产。弗兰克尔的这本著作《我们为什么而活》就是献给这个尚未谋面的孩子的。

1942年9月，弗兰克尔和家人一起被遣送到特莱西恩施塔特集中营；两年后，他被转运到奥斯威辛集中营。随后，弗兰克尔又辗转经历考弗灵集中营和蒂克海姆集中营。1945年4月，美国军队解放了蒂克海姆集中营，弗兰克尔获得了自由，当时他的体重只有37.5千克。

1944年，当弗兰克尔被遣送到奥斯威辛集中营时，他藏在口袋里的《我们活着的理由》(*The Doctor and the Soul*)手稿和外套一起被没收了。但重写这本书的信念和行动，也帮助了弗兰克尔在集中营里活下来。当时，弗兰克尔感染了斑疹伤寒，不得不整夜保持清醒，以防止自己死于血管闭塞。就这样，他拿着一小截铅笔头，发着高烧，在碎纸片上记录着一些关键词——是的，他想借助这些关键词将《我们活着的理由》重新撰写出来。而且，在新的手稿中，他还专门补充了一节"集中营心理学"。

在当时，似乎已没有什么东西能使弗兰克尔继续活下去了，他既失去了身体层面的儿子，又失去了精神层面的产儿。弗兰克尔发现自己正面临着一个问题："在这种情境之下，我的生命最终是否毫无意义？"

巧合的是，弗兰克尔被没收了他的外套和手稿，却在更换的其他囚犯（这些囚犯在到达奥斯威辛后就被送进毒气室了）的破旧衣服口袋中发现了一页希伯来文祈祷书。弗兰克尔认为，除了将它当成一种挑战——要他实践自己的思想而不只是纸上谈兵之外，别无其他解释。

集中营的生活经历使弗兰克尔明白，一个囚犯会变成什么样的人，实则是他内心抉择的结果，而非完全环境因素使然。任何人根本上都可以凭他个人的意志和精神，来决定他要成为什么样的人，即使是置身于集中营。换句话说，"人所拥有的任何东西，都可以被剥夺，唯独人性最后的自由——在任何境遇中选择一己态度和生活方式的自由——不能被剥夺"。正是这种不可剥夺的精神自由，使得生命充满意义且有其目的。

关于弗兰克尔的集中营经历，正如《寻找生命的意义》一书中所总结的："弗兰克尔以自己为被试，在纳粹制造的实验场，验证了他思索已久的理论，给生命的意义予以特殊的临床注解。"

辉煌成就

1945年8月，弗兰克尔重返维也纳。但他的父亲在特莱西恩施塔特集中营离世，母亲在奥斯威辛集中营被送进毒气室，兄长也在奥斯威辛失去生命，第一任妻子蒂莉也与他天人永隔。

在见到老朋友时，弗兰克尔情不自禁地哭了起来："我必须承认，当太多事情一下子朝一个人袭来时，当一个人经历了太多考验时，就必须找到一个意义作为支撑……好像有什么事情在等着我去做，好像我必须去做些什么，好像我是注定为什么东西而生的。"

弗兰克尔决定重写《我们活着的理由》，他毫不停歇地口述，三个速记员轮流值班，将其口授的内容速记下来并用打字机打出。这些话语就像自己直接从弗兰克尔脑子里蹦出来一样。弗兰克尔边说边在房间里来回踱步，有时筋疲力尽，一下子瘫坐在扶手椅中。按弗兰克尔的说法，此书出版标志着维也纳第三心理治疗学派——意义疗法正式成立。

1945 年，弗兰克尔还花了 9 天时间口述了一本介绍集中营经历的书，那就是后来的世界级畅销书《活出生命的意义》，这本书被翻译成 50 多种语言在全球出版，至今销量已超千万册，并被美国国会图书馆评选为美国历史上最具影响力的十本图书之一。

1946 年，弗兰克尔被任命为维也纳总医院神经病学门诊部主任，直到 1971 年退休。

1947 年，弗兰克尔与第二任妻子埃莱奥诺雷·施温特（Eleonore Schwindt）结婚，同年 12 月，他们唯一的女儿加布里埃莱出生。

1948 年，弗兰克尔以论文《无意识的上帝》获得维也纳大学哲学博士学位，同年被任命为维也纳大学神经病学和精神病学副教授，1955 年晋升为教授。

自 20 世纪 50 年代始，弗兰克尔越来越多地受邀到国外大学演讲，担任客座教授。他受邀去过二百多所欧洲以外的大学做演讲，足迹遍布美洲、亚洲、非洲和大洋洲，其中美洲就去了一百多次。除了在维也纳大学担任教职以外，他还在哈佛大学、斯坦福大学、南卫理公会大学、杜肯大学等美国高校担任客座教授。1970年，位于加利福尼亚州圣迭戈的美国国际大学还为他专门设立了意义疗法方向的教席。

据统计，弗兰克尔一共获得了29所大学颁发的荣誉博士学位。1985年，美国精神医学学会授予弗兰克尔"奥斯卡·普菲斯特奖章"（Oskar Pfister Award），该奖章颁发给在精神病学领域的突出贡献者，弗兰克尔是第一个获得此奖章的非美国人。

与此同时，弗兰克尔一直是一名热情的登山家。有人曾说，就算给再多的名誉博士学位，恐怕也没有将阿尔卑斯山中两条由其开辟的登山道命名为"弗兰克尔道"更让他兴奋。在弗兰克尔的心目中，征服一座新的山峰是他感觉最刺激的事之一。

或许，登山的激情与弗兰克尔对于"高度心理学"的兴趣不无关系。也就是说，弗洛伊德和阿德勒的"深度心理学"强调挖掘患者内心深处的过去经历，而他注重的是个体在更高的精神层面对意义的追求。能够印证这一点的是，68岁的弗兰克尔开始接受飞行课程培训，几个月后他在蓝天中独自驾驶飞机翱翔。

弗兰克尔似乎重获了自由。

意义的"囚徒"

在集中营里，弗兰克尔曾给难友们做集体心理治疗。他引用了尼采的话："那些杀不死我的，将使我更强大。"他谈到赋予生命意义的许多机会。他告诉难友们，在任何情况下，人的生命都不会没有意义，而且生命的意义涵盖了苦难、剥夺和死亡。他要求在黑暗中专心听讲的难友们正视当前严峻的处境，一定不能丧失希望，而应当鼓起勇气，坚持斗争，始终保持尊严，坚守生命的意义。

弗兰克尔说，他说这番话的目的无非是在那个集中营里，在那种黯淡无望的处境中，为他们的生命找到丰富的意义。当然，弗兰克尔的做法无可厚非，意义的重要性也毋庸赘言，但我宁愿更相信他所说的，"人性最后的自由——在任何境遇中选择一己态度和生活方式的自由——不能被剥夺"，每个人都应该能够自由地为自己的人生赋予（或暂时不赋予）意义，否则，我们一下子又沦为了意义的"囚徒"。

美国存在主义心理学家罗洛·梅就曾指出，"意义疗法徘徊在权威主义的边缘"，因为"似乎所有问题都有明确的解决方案，这与现实生活的复杂性不符。似乎如果病人找不到自己的目标，弗兰克尔就会给他提供一个目标。这似乎接管了病人的责任，削弱了病人的人格"。

弗兰克尔后来在《活出生命的终极意义》（*Man's Search for Ultimate Meaning*）中予以回应：人有责任实现其生命的意义。做一个人，意味着要对生活境况做出反应，回答它们提出的问题。作为一个人，意味着要回应这些呼唤。可是，谁在发出呼唤？人在对谁做出回应？这些问题无法通过意义疗法来回答。这些问题必须由病人来回答。因此，他认为，意义疗法根本不会"徘徊在权威主义的边缘"，更不会"接管病人的责任，削弱病人的人格"。

但愿如此，但愿我们每个人都能提交一份让自己满意的人生答卷。像弗兰克尔做的那样去做，而不是像他说的那样去做，否则，你会成为他的"囚徒"。

郑世彦

心理咨询师，《存在主义心理学的邀请》译者

第一部分

意义疗法

The
Unheard
Cry
for
Meaning

第 1 章

意义的呐喊[⊖]

> "把自己的生命视为毫无意
> 义的人，不仅感觉不到快乐，还
> 很难适应生活。"
>
> ——阿尔伯特·爱因斯坦

⊖ 本章内容基于 1977 年 2 月 13 日我在加利福尼亚大学伯克
利分校所进行的一场主题为"以意义的方式实现的治疗"的
演讲。

"意义疗法"在字面上理解，就是"通过意义实现治疗"的意思。当然了，也可以理解为"通过意义进行疗愈"，尽管隐约带有一种宗教意味，但宗教方面的内容实际上并没有在意义疗法中出现过。不管怎么说，意义疗法都是一种以意义为中心的心理疗法。

　　"通过（找到）意义实现治疗"这种说法，与传统心理疗法的观念十分不同，以前的心理疗法更让人感觉是"通过治疗找到了意义"。事实上，即使传统心理疗法可以正视意义与目的方面的问题（也就是说，如果它们能够看见意义与目的本身的价值，而不是将这二者理解为一种从"防御机制"或"反向形成"[⊖]中推导出来的附带物，把它们化约成一种虚假的价值[⊜]），它们也会以一种建议的方式去处理这些问题，在治疗中处理好你的俄狄浦斯情结，也就是处理好你的阉割焦虑，然后你就会变得开心，能够去实现自我以及你的所有可能性，去成为你本来应该成为的自己。

────────────

　　⊖ 反向形成（reaction formation）：一种防御机制，指某种与真正意图相反的行为，例如对某个人的真实感觉是十分仇恨，但是行为上却对他非常好。——译者注
　　⊜ 这里我想重申一下，我当时在演讲最后问答环节做了一个即兴回答。当时我说，我并不准备为我的"反向形成"而活，也不会为我的"防御机制"而死。

换句话说，只要这样做，意义会自己送上门来。这听起来难道不会像是在说"你们要先去弗洛伊德或者斯金纳的国度，所有这些都将加赐予你"？

可事情并不是这样的。相反，事实证明它会以这样的形式出现：如果神经症可以得到处理，通常当它被处理掉之后会留下一种真空状态。病人已经康复，他的社会功能也已经开始正常运作，但意义找不到了。病人并没有被当作一个人来看待，也就是说，没有被看作一个执着地追求意义的存在；这种让人类与其他生物区分开来的对于意义的追求，并没有被认真看待，而总是被看作一种对于无意识精神动力的理智性防御。人们常常忽视和遗忘的是，如果一个人找到了他所要追求的意义，他就会做好去承受的准备，并愿意做出一定的牺牲；如果需要的话，甚至可以为了它而献出自己的生命。相反，如果他的生命毫无意义，这个人可能会选择自杀，即使他的所有需求在表面上都得到了满足，他也准备这样做。

我从我以前的一个学生那里收到了一份报告，我刚说的所有内容都会在这份报告里清晰地被看到：在美国一所大学中，60名曾经尝试过自杀的学生在事后接受了调查，其中85%的学生声称自己想死的原因是"生活似乎毫无意义"。

不过，更让人深思的是，在这些声称自己受到无意义之苦的学生里，93% 的学生"积极地参加社会活动，在学校里成绩不错，与他们的家庭成员之间的关系也都很和睦"。我觉得在这里，我们可以听到关于意义的哭喊，而这种哭喊却一直没人在意。这种情况肯定不止发生在一所大学里。想想美国大学生那惊人的自杀率，其致死率仅低于交通事故。而尝试过自杀的人数可能是死亡人数的 15 倍。

这些可都发生在一个物质丰富的社会、一个富裕的国家啊！我们从一个做了很久的幻梦中醒来：我们都曾梦想着，如果人们的生活水平提高了，一切都会好起来的，人们就会感到快乐幸福。可事实上，在解决了生存的困苦之后，真正的问题就会浮现，即我们为什么而活？今天的人们始终只知道生活的方法（means），却找不到生活下去的意义（meaning）。[○]

另一方面，我们可以看到有的人在不利的甚至悲惨的

○ 这种情况属于个体发生（ontogenetic）的范畴，与系统发生（phylogenetic）的内容无关。正如我在哈佛大学的一个助教所说，在他们的大学里，那些非常成功、表面上非常幸福的毕业生，很多都抱怨自己有种深深的无意义感，他们不断拷问着自己，这样的生活到底为了什么。这难道不正说明了今天经常提到的"中产阶级危机"，本质上就是一种意义危机吗？

生存环境中却活得很开心。让我引用一下我收到的来自克利夫·W先生的信吧。这封信是他还在美国监狱里作为049246号犯人时写给我的:"在监狱里……有着越来越多的机会去服务别人并提升自己,这让我总是充满喜悦。此刻我比之前任何时候都感到快乐。"注意了,他觉得自己比之前任何时刻都感到快乐——在监狱里边!

或者再让我引用一封最近收到的来信,是一位丹麦籍家庭医生写给我的:"这半年来,我亲爱的父亲一直处于严重的癌症病痛折磨之中。在他生命的最后三个月,他搬到我家来住,由我挚爱的夫人和我一同照顾。而我真正想要告诉你的是,那三个月对于我和我夫人来说都是生命中最为幸福的一段时光。当然了,作为一名医生和一位护士,我们有许多资源,可以让我们解决几乎所有问题,但我永远不会忘记那些夜晚,我陪伴着他,读着你书里的句子。他知道自己的病已经无药可救了……但他从未抱怨过一句。直到他临终前的那天晚上,我告诉他在过去的这几周里,因为能够如此亲密地和他相处,我们感到多么幸福,也告诉他如果他只是死于持续几秒钟的心脏病发作,我们将是多么可怜。现在我不只是读着这些东西,而且我体验过它们,所以我希望将来在自己临终的时候,也可以如我父亲这样直面自己的命运。"

又一次，有人在面对悲剧和苦难时处于一种幸福的状态。尽管那的确是一种苦难，却充满意义！这也让我们看到，在意义之中本来就存在着治愈的力量。

回到我们一开始关于通过意义进行治疗的话题上来，这是不是意味着所有神经症都是由生活中意义感的缺失导致的呢？不。我唯一想要传达的事实是：如果一个人存在意义感缺失的问题，那么填补这一空缺就会有治疗性的效果，尽管这一缺失并不是导致神经症的直接原因。从这个意义上说，伟大的医生帕拉塞尔苏斯（Paracelsus）是对的，他说，病痛通常起源于自然的范畴，但治愈常常来自精神领域。将这个意思用更专业的术语或者用意义疗法的术语来说就是，神经症未必一定是神经官能性的，它还可能是无意义感所导致的。传统意义上的神经症还是存在的，也就是精神分析以及调节和学习过程理论所揭示的心因性神经症。不过意义疗法坚持认为，在这些致病因素之外，还有一个特别的"人性的维度"，比如"追求意义"这样的事情。而且除非我们承认对于意义的追求如果失败，也可能导致神经症，否则就无法理解这一时代的通病，而攻克它们就更无从谈起了。

出于这个原因，我想强调一下这一人性的维度，或者说，就像我们在意义疗法中所说的心灵维度[⊖]，已经超出了心理学的范畴，即那是一个更高的维度。不过在这里，"更高"仅仅意味着那是一个包含更广的概念，它可以包含一些相对较低的维度。在个体层面的研究结果并不是相互排斥的。人类的独一无二以及人性，与"他们在心理上与生理上仍然是动物"这一事实并不冲突。

因此，使用精神动力学以及行为主义取向所得到的研究成果是完全没有问题的，采用一些基于这两种理论的技术也是行得通的。当这些技术与考虑了人类本性的心理疗法（例如意义疗法）相结合时，它们的治疗效果只会更好。

先前我谈过一些生物学维度。事实上，与心灵因素和心理因素一样，躯体因素也是精神疾病的病因之一。至少在精神病（而不是神经症）的病因学中，生物化学方面以及遗传学因素相对来说会更重要些，尽管大部分症状是心因性的。

最后说一点同样重要的内容，我们还需要注意的是，的确存在社会因素引起的神经症。也就是说，无意义感可以用来解释今天的群体神经症。病人们不再像阿德勒或弗

⊖　原文为 noölogical dimension，希腊语 noös 为心灵（mind）之意。——译者注

洛伊德时代的人那样抱怨自己的卑微或性方面的挫败。今天的病人来找精神病专家的原因是他们的无意义感。使得我们的诊所拥挤不堪的缘由，已经变成存在主义意义上的挫败，是人们心里面的"存在空虚"。这是一个我在1955年就已经创造出的词，而最早在出版物里描述这个词所指向的状态可以追溯到1946年。可以说，我们这些意义疗法治疗师早在这个问题变成一种全世界范围内的现象之前，就已经嗅到了它的存在。

阿尔贝·加缪曾说："真正严肃的哲学问题只有一个，那就是……判断人生是否值得一过……"⊖最近我收到的一份报告使我想起了这种说法，同时，在这份报告中，我看到我之前说的话得到了证实，即对于生活意义的存在主义问题，以及对生活意义的存在主义的探求，已经超过了性方面的问题，成为萦绕于人们心头的苦痛。有一位高中老师，某天请他的学生们在纸条上写出任何他们想问的问题，而且可以是匿名的。学生们提出了一系列问题，涵盖了药物成瘾、性还有到别的星球上生活等，但是，提问得最多的——谁都没想到——是关于自杀的问题。

⊖ A. Camus, *The Myth of Sisyphus*. New York, Vintage Books, 1955, p.3.

不过，为什么社会需要为这个问题背上骂名呢？我们是不是正在用社会神经症的名义对其进行指责呢？反思一下我们的社会吧，它几乎满足了人们所有的需要，如果还有什么是没有满足的，那就是对于意义的渴求！有人可能会说，有些需要甚至是被社会制造出来的，可就算如此，对于意义的渴求仍没有被满足——尽管我们生活在这个什么都显得富足的社会之中。

我们社会的富足，不仅体现在物质上，还体现在人们的空闲时间上。在这个方面，我们需要听听杰瑞·曼德尔（Jerry Mandel）的说法，他写道："科学技术已经剥夺了我们使用生存技能的空间。我们已经发展到拥有这样一个福利系统——人们不需要付出任何努力就可以活得好好的。当我们仅用 15% 的国家劳动力，就可以使用科学技术满足全国人口的需要时，我们便要面对这样两个问题了——是哪 15% 的人会去工作？剩下的那些人该怎样面对'他们是可有可无的'这个事实？或者换句话说，当他们发现自己的存在已经失去意义时，又要如何面对？也许相较于 20 世纪而言，意义疗法会有更多的话要告诉 21 世纪的美国人。"⊖

_____

⊖　未发表的论文。

时至今日，可以确定的是，我们也需要处理失业所带来的非自愿空闲时间。没有工作可能会导致一种特殊的神经症，即"失业神经症"——我在1933年首次提出这一概念。然而，通过更细致的研究我们就会发现，真正导致这一神经症的源头，是失业与无用联系了起来，因此，失业者的生命失去了意义。经济上的补偿或者社会提供的安全保障都是不够的，人们并不完全靠着福利过活。

看看奥地利这个典型的福利型国家吧，其社会安全保障做得非常好，也没有多少失业所造成的困扰。但在前总理布鲁诺·克赖斯基（Bruno Kreisky）接受的一次访谈中，他仍表达了对人民心理健康状况的担忧：今时今日，最重要和紧迫的问题是消除人们对于生命的无意义感。

缺乏意义的感觉、存在空虚，实际上已经恶化到了一种可称为群体神经症的地步。有许多专业期刊上的文章表明，这种状况十分普遍。⊖

⊖ 见 Louis L. Klizke, "Students in Emerging Africa: Humanistic Psychology and Logotherapy in Tanzania," *American Journal of Humanistic Psychology*, 9, 1969, pp. 105-26. 和 Joseph L. Philbrick, "A Cross-Cultural Study of Frankl's Theory of Meaning-in-Life," 该论文曾在一次美国心理学学会上发表。

这不得不让人考虑它的病因学和症状。对于前者，我想给大家做一个简要的解释：人类不像其他动物，人类并不会完全被自身的驱力和本能所支配；现在的人们也不像时代久远一些的人类，大家已不再受传统以及传统所期待的价值观支配。但是，当我们失去这些方向后，反而不知道自己想要做什么了。结果呢，人们就会要么做一些其他人也在做的事情，要么做一些别人要求自己做的事情。

詹姆斯·C.克伦博（James C. Crumbaugh）、伦纳德·T.马霍利克（Leonard T. Maholick）、伊丽莎白·S.卢卡斯（Elisabeth S. Lukas）和伯纳德·丹萨特（Bernard Dansart）已经制作出不少意义疗法专用量表来测量与存在相关的挫折，因此对我的"存在空虚"假设进行实证上的核实及验证成了可能。关于传统衰退的影响，我从戴安娜·D.杨（Dianna D. Young）在加利福尼亚大学的论文中看到了一些实证。根据她从量表和统计研究中得到的数据，这一代年轻人比上一代更容易受到存在空虚的折磨，因为正是在他们身上，传统的衰退最为明显。这个发现表明，传统的衰退是导致存在空虚的最主要因素。这也与美国华盛顿州贝尔维尤的东区精神卫生中心的卡罗尔·马歇尔（Karol Marshal）的说法相一致："前来求助的人群中，

小于 30 岁的那些患者更多是因为失去人生目标而来。"[⊖]

说到年轻的一代，我想起之前被邀请去一所美国知名大学做演讲，那天他们的学生主办方坚持要我把主题定为"年轻一代都是疯子吗"。的确，我们是时候问一问，那些遭受着无意义感折磨的人究竟是不是处于神经症状态之中呢？如果是的话，又是何种意义上的神经症呢？简而言之，我们所认为的群体神经症到底是不是一种神经症呢？

我等一会儿再来回答这个问题，让我们先回顾一下"存在空虚"的症状。我喜欢把它称为"三合一的群体神经症状"，包括了抑郁症、攻击性和成瘾行为。

抑郁及其后续的自杀现象，上文已经有所讨论。关于攻击性，我建议读者先读一下本书中"运动：新时代的苦行主义"那一章。我现在要详谈的是第三种，除了抑郁和攻击性之外，成瘾也是一种部分与无意义感相关的症状。

自从我提出这个假设以来，已有许多作者发表文章表示支持。贝蒂·洛乌·帕德尔福德（Betty Lou Padlford）发表了一篇题为《种族背景的影响、性以及父亲意象与

⊖ *American Psychological Association Monitor*, May 1976.

药物滥用和人生目标的关系》的论文。在这项取样为 416 名学生的研究中，她发现"在拥有强父亲意象和弱父亲意象的学生中间，并没有发现药物滥用的程度有什么不同"，不过，研究却发现了"药物滥用"与"人生目标"之间存在相关性（$r=-0.23$；$p<0.001$）[⊖]。低人生目标的学生在药物滥用指数上的均值（8.90）显著高于高人生目标的学生（4.25）。

帕德尔福德医生还回顾了这一领域的其他研究，如她的这一研究所示，那些文章也对我的"存在空虚"假设持支持态度。诺里斯（Nowlis）讨论了学生们为什么会受毒品的吸引，发现其中一个经常出现的原因就是"渴望找到有意义的人生"。贾德（Judd）与他的合作者对圣迭戈地区 455 名学生进行了调查。调查发现，相对于没有接触过毒品的人来说，生活的无意义感确实更严重地折磨着那些使用大麻以及各类致幻剂的人。在另外一项研究中，史蒂文·M. 米林（Steven M. Mirin）和他的同事们发现，严重的药物滥用与

⊖ 统计学术语。p 一般以 0.05 为判定标准，$p>0.05$，相关性系数没有统计学意义；$p<0.05$，表明两者之间有相关性。相关性系数 r 的绝对值越大，相关性越强，其正负数表示正相关或负相关，$|r|$ 以 0.3 为标准，$|r|<0.3$，说明相关程度为弱相关或无相关。——译者注

　　第一部分　意义疗法

"找寻有意义的经验"相关，也与"人生目标寻求活动的缺失"相关。格伦·D. 席恩（Glenn D. Shean）与弗雷迪·费克特曼（Freddie Fechtmann）在一项研究中发现，被测试者对克伦博人生目标量表14中的一道题全都给出了肯定的答案，这道题是"你觉不觉得很多事情对你而言都毫无意义"。他们还发现，那些吸了超过六个月大麻的学生比没吸过大麻的学生在量表得分上明显更低（$p<0.001$）。$\ominus$

专家们就酒精成瘾问题也发表了许多类似的研究论文。安娜玛丽·冯·福斯特梅尔（Annemarie von Forstmeyer）在一篇论文中提到，在20例酒精成瘾患者中，有18例把他们的存在看作无意义的、没有方向的。相应地，意义疗法取向的技术已被证明在此问题上优于其他疗法。克伦博以存在空虚为测量标准，对比了团体意义疗法与一种马拉松式疗法对于酒精成瘾患者的治疗效果，发现"只有意义疗法一组在统计学上有了明显的改善"。$\ominus$

意义疗法同样有助于改善药物成瘾患者的治疗，这一

$\ominus$　在该量表中得分越高，表明生命意义感越强。——译者注
$\ominus$　"Changes in Frankl's Existential Vacuum as a Measure of Therapeutic Outcome," *Newsletter for Research in Psychology*, 14, 1972, pp.35-37.

事实已经为美国加利福尼亚州诺科的麻醉药物成瘾者康复中心的阿尔文·R. 弗雷泽（Alvin R. Fraiser）所证实。自1966 年起，他就运用意义疗法对那些麻醉药物成瘾的患者进行治疗，他说："我已经成为这个机构历史上唯一一个连续三年成功率最高的咨询师了[⊖]。我治疗成瘾者的方法使我在三年内取得了 40% 的成功率，而机构中（使用既定方法）的平均成功率大概是 11%。"

在这三种隐蔽的"存在空虚"神经症状之外，无疑还会有其他的症状出现，不管是在隐秘的层面还是非隐秘的层面。回到无意义感本身是否会导致精神疾病的问题上来。弗洛伊德曾在他写给玛丽·波拿巴公主的信中提道："当一个人开始询问生活的价值及意义时，他便已经病了。"但是我认为，一个人开始考虑自己生活的意义，会带给他一种作为人的感受，而不是表现出精神症状。并不是神经症患者才会关心对生命意义的追求，但确实需要成为真正的人类，毕竟正如我所指出的，追求意义是人类的一个显著特征。其他任何动物都不会关注生命的意义，就算是康

⊖ 成功指成瘾者在离开康复中心之后的一年内不再回到机构进行治疗。

拉德·洛伦茨（Konrad Lorenz）的灰鹅[○]也不会，但人类会。

追求意义的意志

人类总是在追求意义，总是走在追求意义的路上。换句话说，"追求意义的意志"[○]甚至可以说是"人类最关心的问题"，此话引自亚伯拉罕·马斯洛对我的一篇文章的评论。[○]

这恰恰是当今社会仍未满足人们的东西，也正是当今心理学所忽视的问题。当前的动机理论将人看作这样一种存在：要么对刺激做出条件反射，要么对自己的冲动进行发泄。他们没有考虑到，实际上，与其说是条件反射和发泄，不如说人类是在"回应"（response）——回应生活向他们提出的问题，并以这种方式实现生命所

○ 洛伦茨在小灰鹅出生时取代它们的鹅妈妈出现在它们面前，于是这些刚出生的小灰鹅都跟着他走，这就是著名的"印刻效应"。——译者注

○ Viktor E. Frankl, *Der unbedingte Mensch: Metaklinische Vorlesungen*, Vienna, Franz Deuticke, 1949.

○ In Anthony J. Sutich and Miles A. Vich, eds., *Readings in Humanistic Psychology*, New York, The Free Press, 1969.

赋予的意义。

有人可能会说这是一种信仰，事实上并非如此。的确，我在1938年创造出了"高度心理学"这一词语，用以补充而不是取代所谓的"深度心理学"（动力学取向心理学），自那时起，我就一次次地被指责高估了人类，即将人类放在了过高的位置上。在此，我讲一个在教学中通常很有助于理解的故事。在航空领域，有一种被称为"航向偏流修正"的工作，比如说有一股侧风自北向南吹来，而我希望降落的那个机场却在东边，如果我直接往东飞，就会错过目的地，因为飞机会滑向东南方向。为了准确到达目的地，飞机需要使用"航向偏流修正"技术进行校正。在我所举的这个例子中，需要将航行方向稍往北移，才能最终到达想去的机场。对于人类而言也是一样，一个人能拥有更广阔的视野，他内心里拥有更远大的理想，才能发挥出真正的潜能，否则最终所能达到的程度只能低于他能力上应有的水平。

如果我们要发挥人类最大的潜力，首先必须相信它的存在，不管是在形而上的层面，还是在现实的层面，都要相信它的存在。不然人就会"偏航"，就会退化，因为人类也存在着变坏的倾向。我们绝对不能让我们对潜在人性的信仰掩盖了这样的事实：也许仁慈的人一直都是人群中占少数的群体。然而，正是这一事实逼迫着我们每一个人都要加入这一少数群体之中。事情已然非常糟糕，除非我们竭尽所能地去改善它们，否则一切将会坏到无可挽回的地步。

因此，人们可以更合理地将意志视为一种自证预言，而不是将其视为一厢情愿。阿纳托尔·布鲁瓦亚尔（Anatole Broyard）还有一些评论："如果说' shrink '是用来指代弗洛伊德学派的分析师的俚语⊖，那么意义疗法治疗师便可以被称为' stretch '。"⊜事实上，意义疗法通过将人类更高的渴望囊括进来，不仅拓展了"人类"这一概念，还拓宽了来访者的视野，借此提高他们的潜力，以增强他们追求意义的意志。类似的机制使得意义疗法可以让患者免受非人性化、机械化概念的折磨，很多精神分析师经常劝人接受这些概念，这反而会使病人更"抗拒心理医生"。

⊖ 在美国，人们常把心理医生（尤其精神分析学派的）称为"shrink"。——译者注

⊜ *The New York Times*, November 26, 1975.

有种论调认为："不要过高估计人类，太高的期望会很危险。"可实际上低估人类会更危险，正如歌德早已指出过的："人类，尤其是年轻一代的人类，有可能会因为被低估而遭损毁。"相反，如果我能认识到人类更高的愿望——比如说对于意义的渴望——我还可以以此来召集、动员他们。

对于意义的渴望，不仅是一种信仰，还是一种事实。自从我1949年开始介绍这一概念以来，它已经由许多研究者用测验和统计所证实，有效性也经过了检验。由克伦博和马霍利克所设计的人生目标量表[一]，还有卢卡斯的意义测验（Logo-Test），已经被使用了上千次，这些经电脑处理的数据已经证实人们对于意义的愿望毫无疑问是真实存在的。

同样，捷克布尔诺大学心理学系的S.克拉托奇维尔（S. Kratochvil）和I.普兰诺娃（I. Planova）进行的研究证实了"对意义的愿望实际上是一种特定的需要，它不能被简化为其他需要，而且在所有人身上都或多或少地存在着"。他们还说："对于神经症和抑郁症患者，这种需要的

[一] Psychometric Affiliates, P.O. Box 3167, Munster, Indiana 46321.

受挫也通过案例材料被记录了下来。在某些情况下，这种受挫与神经症式自杀有关。"

我们也可以看一下美国教育理事会发布的调查结果，他们一共调查了171509名学生，有68.1%的学生表示他们的最高目标是"发展出一种有意义的人生哲学"。[一]由约翰斯·霍普金斯大学在美国国立精神卫生研究所的赞助下进行的另一项调查（样本包括了48所大学的7948名学生）显示，只有16%的学生表示他们的首要目标是"赚很多钱"，有78%的学生表示他们要"为自己的生活找到目标和意义"。[二]一项由密歇根大学所做的调查有着相似的发现，该调查要求1533位已经参加工作的人在量表上对工作的各个方面进行重要性评分，发现"良好的工资条件"远远地排到了第五位。也难怪纽约州立大学的约瑟夫·卡茨（Joseph Katz）在回顾了一些民意调查之后说："进入职场的下一波人才将会对有意义的事业感兴趣，而不是对赚钱多的工作感兴趣。"[三]

[一] Robert L. Jacobson, *The Chronicle of Higher Education* (Washington, D.C.: American Council on Education, January 10, 1972).

[二] *Los Angeles Times*, February 12. 1971.

[三] Joseph Katz, in *Psychology Today*, Vol. 5, No. 1.

让我们再看一下美国国立精神卫生研究所发布的研究报告。报告显示，78%的受调查学生说他们的首要目标是"找到生活的意义"。78%这一比例，与波兰年轻人在调查中选择"提高生活水平"的比例是一致的（Kurier，1973）。马斯洛的需求层次理论可以对此进行解释：首先人们需要达到一种满意的生活水准，只有达到这一水准之后，人们才可能开始追求生活的目的与意义，就像美国的学生在调查中表现的那样。问题是，如果一个人想要经营美好的生活，是否只需要改善他的经济状况呢？我认为不是的。生病的人希望康复，所以健康便成了他们生命中的最高目标。而事实上，健康只不过是达到目的的手段，是一种实现在特定条件下可能被认为是真正的意义的先决条件。这样的话，我们就必须先想想手段背后的结果是什么。探究这一部分问题的方法也许可以是某种苏格拉底式的对话。

马斯洛的动机理论在这里是不够的，因为我们需要的并不是区分出需求层次的高低，而是去回答这样一个问题："个体的目标到底只是一些途径，还是意义本身呢？"在日常生活中，我们可以充分意识到这种差异。如果不是这样的话，我们就不会嘲笑动画片里的史努比——它在那儿抱怨生活的无意义和空虚时，查理·布朗端着一碗狗粮进来了，它大声叫道："啊！意义！"我们大笑的原因是，这里混淆了手段与意义：虽然食物肯定是生存的必要条件，但对于赋予生命意义并因此减轻无意义感和空虚感而言，它并不是充分条件。

马斯洛没有考虑到较高需求和较低需求的区别，当较低的需求没有得到满足时，较高的需求，比如对意义的渴望，也可能变得最为紧迫。让我们想象一下在死亡集中营里或在临终病床上遇到的情况吧，谁会否认在这种情况下一个人对意义的渴望会不可抗拒地爆发出来呢？甚至是那种对终极意义的渴望？

对于临终病床上的人来说，这不言而喻。我想向大家呈现一个不太明显的例子，是发生在特莱西恩施塔特隔都的事情：一辆载有大约1000名年轻人的火车，计划在第二天早上离开。当早晨来临时，人们发现一夜之间，隔都的图书馆被盗了。那些注定要死在奥斯威辛集中营的年轻人都为自己挑选了几本最喜欢的诗人、小说家或科学家写的书，并把书藏在他们的帆布背包里。看完这一段文字，还有谁想告诉我贝托尔特·布莱希特（Bertold Brecht）在他的《三毛钱歌剧》中所宣称的"仓廪实而知礼节"

（Erst kommt das Fressen, dann kommt die Moral）说得很对呢？

然而，正如我们所看到的，不仅是极端情况，富裕的生活也可以触发人类对意义的追求；或者反过来说，也可能会挫败追求意义的意志。这适用于一般的富裕，特别是休闲时间的富裕。由于较低层次需求的满足和挫折都可能会对人们追求意义的行为产生阻碍，因此对于意义的需求与其他需求是相互独立的。也就是说，对于意义的需求既不可能被简化为其他需求，也不可能从其他需求中推导得来。

追求意义的意志不仅是人类本性的真实体现——正如西奥多·A. 科琴（Theodore A. Kotchen）所强调的那样——它还是一种可靠的心理健康标准。这一假设得到了克伦博、玛丽·拉斐尔（Mary Raphael）修女和雷蒙德·R. 施雷德（Raymond R. Sharder）的支持，他们对追求意义的意志进行了测评，并发现充满动力的、成功的专业或商业人士群体的此项评分最高。相反，缺乏意义和目标可以是情绪失调的指征，正如卢卡斯的实验数据所证明的那样。引用阿尔伯特·爱因斯坦的话来说："把自己的生命视为毫无意义的人，不仅感觉不到快乐，还很难适应生活。"这不仅是成功和幸福的问题，也是生存的问题。在现代心理学的术语中，对意义的愿望具有"生存价值"。这是我在奥斯威辛集中营和达豪集中营里度过三年学到的东西：在其他条件相同的情况下，最容易在集中营里生存下来的，是那些朝向未来的人——朝向某一项任务，或者朝向某一个人，某一个会在未来的某处等待着他们的人，朝向他们将来要去实现的意义。⊖

⊖ 确实，如果说在奥斯威辛集中营和达豪集中营这样的极端情况下，还有什么可以作为人们的精神支柱？那就是意识到生命还有意义等着他们去实现，尽管这些意义及其实现都还未到来。但意义和目的只是生存的必要条件，而不是充分条件。尽管他们有着意义和目的，但数百万人还是不得不接受死亡宣判。他们的信仰无法拯救他们的生命，但它确实使他们能够昂首面对死亡。因此，在加利福尼亚州伯克利的神学联盟研究生院的弗兰克尔图书馆和纪念馆落成之际，我想要向这些死去的人表示敬意，当时我向监护人捐赠了礼物：来自奥斯威辛集中营的土壤和灰烬样本。"这是为了纪念，"我说，"那些作为英雄在那里生活过，并作为殉道者在那里死去的人们。这种英雄主义和殉难的少见例子，见证了人类发现和实现甚至在'绝境'（extremis）中和在'极地'（ultimis）中的独特潜力——在如奥斯威辛集中营那样的极端生活环境中，甚至是在气体室中面对死亡时。可能从难以想象的痛苦中，产生了对生命无条件意义的日益增强的认识。"

其他与集中营有关的书籍的作者，还有在日本、朝鲜和越南战俘营中所做的精神调查也都得出了同样的结论。我曾经有三名学生，他们都是美国军官，长期——长达7年——在越南北部的战俘营中服役，他们也发现，那些觉得有某些事情或某个人在等着他们的囚犯最后存活的可能性是最高的。这些人的情况传达了这样一个信息：生存有赖于一种朝向"为了什么"或"为了谁"的目标或愿望。总而言之，存在依赖于"自我超越"，这个概念早在1949年就由我引入意义疗法中，从而让我们理解了这样的基本事实，即人类总是需要方向的，可以指向某事或某人，而不是他自己：朝向要实现的意义或者去与另一个人相遇，朝向服务的事业或者一个可以去爱的人。一个人只有活出这种"存在的自我超越"时，才是真正的人类，或者说，他才成了真实的自己。他之所以如此，不是通过关心自己以及自我的实现，而是通过忘记自己、奉献自己，忽视自己而只将注意力转向外界。接下来我想说一个我很喜欢的类比，想一想我们的眼睛，除非我们将眼睛对着镜子，否则眼睛能看见什么呢？一双有白内障问题的眼睛可能看东西时都像看云朵一样，这是白内障所致；一双患有青光眼的眼睛可能会看见灯光周围有彩虹，这是青光眼的症状。一双健康的眼睛一般看不见自己，这便是"自我超越"。

所谓的"自我实现"，是"自我超越"的意外副产品。如果将它当作意愿的目标，就有可能弄巧成拙，甚至带来毁灭。而真实的自我实现也适用于身份认同和追求幸福的问题。一般而言，对于"幸福的过度追求"恰恰是毁灭幸福的导火索。我们越是将幸福作为一个目标，就越有可能失之交臂。最佳的例子是我们在性生活中对于幸福的追求，或者说性生活中的"快乐寻求"行为，可能导致性方面的神经症。男患者越是想表现出他们在性方面的能力，就越是注定要失败；对于女患者来说，她越是想要表现出自己具备性高潮的可能，就越容易出现性冷淡的问题。在这里，我想请读者参阅明确涉及意义疗法临床应用及其技术的章节（本书的第4章和第5章），在那两章中，我详细阐述了这个主题，并用相关的案例材料进行了一些说明。卡罗琳·伍德·谢里夫（Carolyn Wood Sherif）做过一个有名的实验，发现群体的攻击性会在一群年轻人当中建立起来。然而，要是让他们团结起来，执行一个将一辆马车拖出泥坑的共同任务，他们就会"忘记"表现他们的攻击性。这时我们可以说，他们追求意义的意志已经占据了主导地位！而且我认为关于和平的研究，应该瞄准追求意义的意志这一领域，而不是局限于研究潜在攻击性之类的。要把下面这一点考虑在内：我们在单一个体上得出的结论，同样适用于全人类。既然我们说一个人是否存在，取决于他是否找到了生命的意义，那么对于全人类来说，难道不该将生活的目标指向"找到共同意义"这一任务上吗？难道社会上的民众、全世界的各个民族，不应该找到共同的意义，并团结在对于共同意义的追求之上吗？

对于这样一个问题，我没有答案，但希望自己提出了一个正确的问题；如果是那样的话，我对自己便已经很满意了。不过，归根结底，似乎只有各国团结起来，共同承担责任，才能实现全球的共存。

到目前为止，可能有人会说我们正在朝着这个方向努力。但是，人类对于意义的追求很显然是我们这一代人所见证的世界性现象，那么这种对于意义的共同追求，为什么就不能带领我们走向共同的目标、共同的未来呢？

生命本身是否存在着意义

据上文所述，在人类身上存在着追求意义的意志，可是，真的有"生命的意义"这回事吗？换句话说，在思考了意义疗法的动机——推理层面的问题之后，我们现在开始转向"意义的理论"，即意义疗法中关于意义的理论。让我们通过一个问题来开始这种思考：意义疗法治疗师能不能"传授"意义？首先我要说的是，他们应该确保意义不会被"剥夺"——这正是很多还原论者会做的事情。正如我常在我的其他著作里所做的，在接下来的章节中，我会引用许多例子来说明这一点。

先谈一谈在我13岁时发生的一件事情。那时我的科学老师在教室里的桌椅间走来走去，并教导我们说：从本质上讲，生命只不过是一个人体燃烧的过程，一个氧化过程。我跳了起来，不像当时常见的那样先征求老师的许可，就向他丢过去这样一个问题："如果真的如你所说，那么，生命又有什么意义呢？"当然了，他回答不出来，因为他就是一个还原论者。

问题是，我们该如何帮助那些陷入精神泥潭的人，他们对于生命的无意义感明显感到绝望。我在一开始就说了，价值观正在消失，因为它是通过传统来传承的，而我们的传统正面临着衰退。尽管这样，我仍认为有可能找得到意义。现实总是以具体的形式出现，并且每种生活情形都是独特的，因此每种情形的意义也都必然与众不同。所以，意义甚至不可能通过传统进行传承。只有价值观——才会因传统的衰退而受到影响。

可以说，本能是通过基因实现传递的，而价值观是通过传统来传递的，不过意义有其独特性，它总是要通过个人自己去发现而得来。正如我们现在所理解的，就算所有共通价值观都消失殆尽，经过这样的发现之旅找到属于自己的独特意义，也是有可能的。简而言之，价值观总会消逝，但意义必将永世长存。

不过，这样一种对意义的发现之旅要怎样开始呢？克伦博指出，寻找意义的过程说到底是一个完形感知的过程。我对此有不同的意见，因为"完形感知的过程"这个术语在传统意义上是指从某个背景中感知出某个完整的画面来。可对于寻找意义而言，我们正在感知的是一种已经根植于现实的可能性。具体来说，这是一种在必要时对我们所面临的情况采取行动、对现实进行改造的可能性。由于每种情况都是独一无二的，其意义也必然是独一无二的，因此在承认意义瞬息万变的前提下，可以得出"对某种情况采取某种行动的可能性"也是独一无二的。它具备一种"kairos"○的特性，这意味着如果没有利用机会来实现某一情境下固有的或蛰伏已久的意义，我们就会与它擦肩而过，并且永远不会再有下一次机会。

但是，只有可能性——那种对现实做些什么事情的机会——是瞬息万变的。一旦我们将某个情境下的可能性实现了，我们就实现了这一情境下的意义，从而将可能性转变成了现实，而且是永远地将其转变成了现实！这样一来，它就不再受任何不确定性的影响了。我们已经将它拯救到了"过去"之中。没有什么事情，也没有什么人可以夺走我们已经安全寄送并存放于"过去"的东西。在"过去"中，没有什么是无可挽回、不可修复的，一切已经在永恒中得以保存。毫无疑问，人们通常只能看到瞬息万变留下的满目疮痍，而看不到它给人们的生活带来的好处：事情完成了，作品创造出来了，该爱的人爱了，该遭受的苦难也勇敢地经历了。

_____

○ 希腊语，意为"关键时刻、时机"。——译者注意义是独一无二的，也一直处在变化之中，但它永不缺席。生命永远不会缺少意义。可以肯定地说，只有我们承认，除了工作和爱，还有潜在的意义等待着我们去发现，上述那句话才是可以理解的。当然了，创作一个作品，做好某件事情，体验某种东西或者与某个人相遇，这些都是我们习以为常的发现意义的过程。但永远不要忘记，即使是最无助的受害者们，在面对无法改变的命运时，也有可能找到生命的意义。因此，真正重要的是去见证人类将其独特的潜能发挥到极致，那就是将悲剧转化为个人胜利，将一个人的窘境转化为一种人类的胜利。当我们不再可能对某种境况做出改变时——比如说身患一种已不能进行手术治疗的癌症——我们就面临着必须改变自己的挑战。

耶胡达·培根（Yehuda Bacon）所记录的话语可以完美地表达这一点。他是一位以色列雕刻家，年轻时被囚禁在奥斯威辛集中营。他在战争结束后写了一篇文章，我想引用里面的一段话给大家看："作为一个男孩，当时我想，'我会告诉人们我看到了什么，希望他们会因我的经历变得更好'。但是人们并没有什么变化，甚至也没想过要从我这里知道些什么。很久以后，我才真正理解了苦难的含义。如果它能使某人变得更好，它就是有意义的。"最终，他认识到了他所受苦难的意义——他改变了他自己。

改变自己往往意味着成长，意味着自我超越。在这个主题上，你不会找到比列夫·托尔斯泰的小说《伊凡·伊里奇之死》[⊖]更扣人心弦的描述了。我还想让大家留意一下伊丽莎白·库布勒－罗斯的书——《死亡，成长的最后阶段》(*Death*, *the Final Stage of Growth*)，这个书名对我们所讲的内容十分有意义。

我想向大家传达的是"生命无条件地具有意义"这一秘密。这是我们在生活中寻找意义的第三种可能性，甚至在苦难和死亡面前也可以找到意义的可能性。从这个角度来看，在《美国精神病学杂志》中，可以找到这样一种说法："弗兰克尔博士想要向我们传达的是，无条件地相信意义的存在并不需要什么条件。"不过，我想表达的并不只是一种"信念"。他们或多或少是对的，生命是有意义的，且无须附带任何条件，这一想法始于我的一个直觉。这不奇怪，产生这一想法时我还只是个高中生。不过在那之后，

⊖ 在后文"症状还是疗法：一个精神病学家眼中的现代文学"一章中，我谈到了圣昆廷监狱，并再次引用了《伊凡·伊里奇之死》这本书。

有很多作者用严格的实验程序得出了相同的结论。他们是：鲍勃·布朗（Bob Brown）、卡斯奇阿尼（Casciani）、克伦博、丹萨特、杜尔拉克（Durlak）、克拉托奇维尔、卢卡斯、拉纳尔德·D. 兰斯福德（Ronald D. Lunceford）、罗伯特·L. 梅森（Robert L. Mason）、迈耶（Meier）、伦纳德·墨菲（Leonard Murphy）、布雷诺夫（I. Planove）、卡齐米日·波皮耶尔斯基（Kazimierz Popielski）、伯特·O. 里士满（Bert O. Richmond）、罗伯茨（Roberts）、鲁赫（Ruch）、萨利（Sallee）、弗吉尼亚·史密斯（Virginia Smith）、托马斯·D. 亚内尔（Thomas D. Yarnell）和杨。这些作者运用测试和统计学方法证实了：意义是每个人都可以接触到的——不管这个人是何种性别，处于哪个年龄阶段，智商多少，接受过什么样的教育，生长环境如何，性格结构怎样。甚至不管这个人是否有宗教信仰，如果他有宗教信仰，也不管他信仰的是什么样的教派。

所有的这些变量都不能显著影响一个人在生命历程中找到意义，也不能影响一个人在他所处的环境中实现意义，而且不同的社会在不同程度上也会促进或抑制意义的实现。尽管有这么多的变量，但从原则上来讲，人们仍然可以在任何前提下接触到意义，即便是在最糟糕的情况下。

可以肯定的是，意义疗法治疗师不可能直接告诉来访者意义到底是什么，但是他至少可以向来访者展示：生命都是有意义的，而且所有人都可以接触到意义，甚至生命在任何情况下都隐藏着自身的意义，直到生命的最后一刻，它仍然是有意义的。

我所提出的这三种找寻意义的可能，存在于一个等级体系中，而且卢卡斯已经在实验层面证实了其意义和层次。当我们用因素分析法对测验和统计所得的数据进行分析时，得出来的结论与我的假设相符合，即在痛苦中发现意义，与在工作和爱情中发现意义属于两个不同的维度，或者用因素分析法的术语来说，它们处于正交的位置上（见图1-1）。

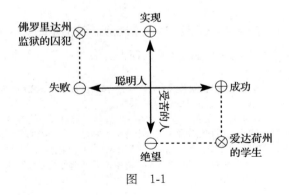

图　1-1

通常来说，人们都被视为知道怎样成功的"聪明人"（Homo sapiens），他知道怎样成为成功的商人或者成功的花花公子。也就是说，其所作所为都指向如何成功地赚到钱，或者成功地赚到爱。"聪明人"会在积极的极端（成功）和消极的极端（失败）之间摆荡。

我所说的"受苦的人"（Homo patiens）^㊀就不一样了，那是一些知道如何承受苦难的人，知道如何将他们的苦难转化为人类的成就。"受苦的人"在垂直于成功或失败的纵轴上摆荡，而其两端分别是实现和绝望。我们所说的"实现"指的是通过意义达到的自我实现，而"绝望"指的是一个人对自己生命中显而易见的毫无意义所感到的绝望。

只有当我们认识到这两种维度所涉及的是完全不同的两个方面^㊁时，才可以理解为何世上会存在着事业十分成

㊀ 该概念出自我的书 *Homo patiens*：*Versuch einer Pathodizee*，Vienna，Franz Deuticke，1950。

㊁ 实际上，"受苦的人"的维度不仅与"聪明人"的维度有所不同，它还比后者高出一个等级。它是更高一级的维度，因为通过改变自己（如果我们不能改变命运的话），他们完成了提升和超越，并将人类潜能中最具创造力的部分发挥到了极致。

功却陷入绝望的人——想想爱达荷州那些富有但仍想着自杀的学生——可是另一方面，我们还能遇到这样的人：尽管他们是失败的，但在自我实现中获得了满足感甚至幸福感，因为他们就算蒙受苦难，也能找到生命的意义。回想一下我在一开始引用过的那两封来信就可以知道存在着这样的事实。作为一个总结，我想引用另外两封来信，一封来自弗兰克（Frank E.），美国一所州立监狱里的一名犯人，编号是020640："在这里，在这座牢房中，我找到了我存在的真正意义。我找到了我生命的目标，而这一次，我的离开只是一段短暂的等待，等待机会让我做得更好，做得更多。"另一封信，来自编号是552022的一名犯人：

> 弗兰克尔医生：
>
> 在过去的几个月里，我们这群囚犯一直在分享你的书，还有你的录音带。的确，在狱中我们有幸能够体验到的最大意义之一就是受苦。我刚刚开始真正意义上的生活，这是多么荣耀的感觉啊！
>
> 当小组里的兄弟们看到他们在监狱里实现了之前从未想过的意义时，我为他们的泪水感

到骄傲。这些变化真的是一个奇迹。在此之前毫无希望也十分无助的生命现在充满了意义。在佛罗里达州最大的监狱里，在距离电椅大约500码[⊖]远的地方，我们正在实现着我们的梦想。虽然，圣诞节即将到来，但意义疗法就是我的复活节之晨，从奥斯威辛集中营的十字架上走出来的疗法，成了我们复活节的希望之光，是从铁丝网和奥斯威辛集中营的烟囱里升起的太阳……我的新的一天，即将来临。

真诚的

格雷格·B.

十分感谢格雷格给我写的这封信，我非常珍视它，因为它不仅仅是一封信那么简单——我在此信中看到的是一份关于人的文本，是一份关于人性的文本。

⊖ 1 码 =0.9144 米。——编者注

第 2 章

决定论与人本主义：对泛决定论的批判

人类的存在不是一个"东西"。东西是相互决定的，但是人，可以为自己做决定。而且，人类还可以决定自己是否被别的事物所决定，不管这事物是推动着他们的驱力或本能，还是拉扯着他们的理由或意义。

哲学界有两个一直争论不休的问题，即身体－心灵的问题和自由意志（也可以表达为决定论与非决定论）的问题，它们都还没有被解决。不过我觉得，至少可以试着分析一下这两个问题为何至今都无法解决。

对于身体－心灵的问题，我认为可以简化成这样：怎样才能使"多样性的统一"（unity of diversity）成为人类的一个定义？而且谁会否认人类之间总是存在着差异性呢？正如康拉德·洛伦茨所说："我们仍然跨越不了那堵墙，那堵将生理和心理这两大不可分割的主题隔开的墙。即使将科学研究扩展到了心理物理学领域，也还是没能够让我们离身心问题更近一步。"⊖至于未来可能的解决方案，物理学家维尔纳·海森堡（Werner Heisenberg）同样悲观地认为："我们不期望在身体运动和心理过程之间找到直接理解它们的方式，因为即使在严谨的科学领域中，现实也会分为不同的层次。"

事实上，我们生活在一个被我称为"科学多元化"的时代，个别的科学领域都以不同的方式来描述现实，这使

⊖ *Uber tierisches und menschliches Verhalten*, Munich, 1965, pp. 362 and 372.

得所得的结论可能相互矛盾。不过，我认为这样的矛盾并不与现实的统一性相冲突，也适用于与人类有关的现实。为了阐述这个观点，让我们一起来回顾一下，每一种科学实际上都像是现实的一个切面。现在我们从几何学中看一看这种类比的含义。如果我们从圆柱体的横向和纵向上分别切出一个截面，那么横切面为一个圆形，而纵切面为一个矩形（见图 2-1）。我们都知道，没有人能将一个圆形变成一个矩形。同样，迄今为止，还没有人成功弥合人类现实的躯体和心理层面之间的鸿沟。甚至我们可以断言，在这一点上是不会有人取得成功的。正如尼古拉斯·库萨（Nicholas Cusa）所说，"对立统一"（coincidentia oppositorum）是不可能单纯在任何切面上发生的，它只可能发生在比此更高的维度上。这在关于人类的研究中也是一样的。在生物学的层级（生物学切面）上，我们面对的是人类的生理问题；在心理学的层级（心理学切面）上，我们面对的则是人类的心灵问题。在这两种科学层级上，我们看到了区别，却失去了整体。因为这个整体存在于更高一级的人类维度上。只有在人类的维度上，才蕴藏着"多样性的统一"（unitas multiplex），如托马斯·阿奎那所定义的人类。这种统一，不是单纯地将多样性混合到一起的统一，而是尽管保留着多样性，但仍然可以统一到一起的统一。

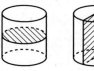

图　2-1

这一事实同样适用于人的开放性。

让我们回到圆柱体那里，现在我们想象它不是一个闭合的实心圆柱体，而是一个开口的容器，比如说一个杯子。在这种情况下，横向与纵向的切面会是什么样的呢？横切面仍然会是一个圆，而纵切面看起来则是一个开口的形状（见图2-2）。当我们意识到这两个形状都是同一个物体的切面时，一个切面的闭合属性与另一个切面的开放属性就完美地结合在一起了。人类同样如此：一方面，人们有时候被描述成一个封闭系统，处于例如条件反射或非条件反射的因果关系中，好像是可被操控的一样；另一方面，人们也常常展现出向世界开放的特征，如马克斯·舍勒（Max Scheler）、阿诺德·盖伦（Arnold Gehlen），还有阿道夫·波特曼（Adolf Portmann）所揭示的那样。马丁·海德格尔曾说，人类是一种"在世存在"（being in the world)。我所说的"存在的自我超越"表达了一个基本现实：正是由于有一种等待着我们去实现的意义或一些等待着我们去相遇的人，我们才会与某些事物或某些人发生联系，而不只是与自己相关联。除非一个人拥有可以在生活中实现自我超越的品质，否则他的存在就会出现动摇和坍塌。

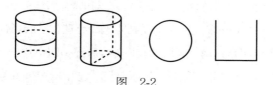

图　2-2

作为人的开放属性，"存在的自我超越"常常只被某一个切面所触及，而被另一个切面所忽略，这就变得可以理解了。闭合属性和开放属性已经可以兼容。而且我认为，决定论和非决定论之间的冲突也是如此。在心理学维度上存在着决定论，而在心灵的维度上则存在着自由。在讨论身体－心灵问题的时候，我们的结论是"多样性的统一"。而在自由意志这个问题上，我们以"既定却自由"（freedom in spite of determinism）作为结语。它与尼古拉·哈特曼（Nicolai Hartmann）所创造的一个词很相似，即"依赖却自治"。

然而，作为一种人类的现象，自由这种属性有点儿"太人类"了。人类的自由是有限的自由，人类无法摆脱条件的限制。不过他们可以对这些条件自由地表明立场，那些条件并不能完全制约他们。在一定范围内，他们可以决定是否向这些条件屈服或者投降。他们也可以超越这些限制，从而突破界限并进入人类的维度。正如我曾说过的："作为一名跨了两个专业的教授——神经病学和精神病学——我完全清楚人类会在多大程度上受到生理、心理和社会条件的影响。"除了是这两个领域的教授外，我还是四个营——集中营——的幸存者。因此，我也见证了人类即便在可想象到的最恶劣的条件下，也可以在意想不到的程度上显示出反抗、英勇的品质。弗洛伊德曾说过："让我们尝试将一群完全不同的人一起困于饥饿当中。随着饥饿感的不断增加，所有的个体差异都会变得模糊起来，取而代之的是，他们会产生一种不受约束的冲动，最终以统一的形式表达出来。"

　　但是，在集中营里，事实恰恰相反，人们并没有统一地表现出不受约束的冲动。在"野兽"被释放出来的同时，"圣人"也一起显现。饥饿感是一致的，人们的表现却各不相同。事实上，在那种情形下，摄入热量变得一点儿都不重要了。

终归来说，人并不完全受制于他们所面对的条件，反而这些条件会受制于人的决定。不论是有意的还是无意的，不论他们是否愿意让自己受到条件的限制，他们都可以决定是面对还是放弃。但很明显的是，这会导致"无穷回溯"（regressus in infinitum）⊖。玛格达·B. 阿诺德（Magda B. Arnold）的一句话是这种状态的缩影，也是讨论的恰当结论："所有选择都是有原因的，但它们终归由做出选择的人引发。"⊜

跨学科的研究常常可以涵盖超过一个切面的内容，从而可以防止片面性。自由意志的问题不仅阻止了我们去否认人类现实中既定和机械的一面，而且阻止了我们去否认人类拥有超越它们的自由。这种自由并不是被决定论所否定，而是被我经常称为泛决定论的东西所否定。换句话说，真正的对立是决定论与泛决定论，而不是决定论与非决定论。至于弗洛伊德，他只是在他的理论中信奉泛决定论，但在实践中，他对人类所拥有的去改变、改善的自由并非视而不见，例如，他曾将精神分析的目标定义为"给予病

⊖ 逻辑学专业名词，即阿基里斯悖论，阿基里斯与乌龟之间永远不会结束的赛跑。——译者注

⊜ *The Human Person*, New York, 1954, p. 40.

人的自我以选择的自由"[一]。

　　人类的自由暗含着人类拥有将自我从自己身上分离出来的能力。我想以下面这个故事来说明这种能力：在第一次世界大战期间，我是一个犹太裔军医，和一个非犹太人朋友（一个贵族上校）一起坐在避弹坑里，当时外面枪林弹雨。上校开玩笑说："你害怕了，对吧？这又可以证明雅利安人的确比闪米特人优秀。""是啊，我是挺害怕的，"我回答说，"但谁更优秀呢？如果上校你，处在跟我一样程度的恐惧中，你肯定早就逃之夭夭了。"其实真正重要的并不是我们的恐惧和焦虑，而是我们面对它们时所采取的态度。这种态度，是人类可以自由选择的。

　　从我们的心理结构中自由地进行选择，这种能力甚至可以延伸到性格构造的病理性部分。我们这些精神病学家经常会遇到一些病人——他们的妄想并不是病态的。我曾经见过一些偏执妄想症患者，由于他们有受迫害的妄想，他们"杀掉"了一些心中所谓的"敌人"，可是我也见过有些偏执妄想症患者原谅了他们口中所说的"对手"。后者的行为显然没有被他们的精神疾病所左右，而是让人性战胜

　　[一] *The Ego and the Id*, London, 1927, p.72.

了精神疾病。当我们谈论自杀时会提起很多因抑郁症而自杀的案例，可也有很多为了某项事业或某个人而克服自杀冲动的案例。这么说吧，是他们对于自己所要坚持的东西太过坚定了，以至于无法继续自杀的行为。

我相信，偏执妄想症或内源性抑郁症等精神疾病的确是器质性的。更具体点儿来说，其病理是生物化学上的问题——尽管它们的发病机理还没有得到确定。（见本章章末第一条注释。）到目前为止，我们还没有证据能做出决定性的推论。而就算生物化学问题基于遗传，这些推论也不见得一定有效。例如，在病理学的背景下，我总是想引用约翰尼斯·兰格（Johannes Lange）的说法，他曾报道过一对双胞胎兄弟，其中一个最后成了狡猾的罪犯，而另一个则成了高明的犯罪学专家。对犯罪方面感兴趣可能是基因造成的，但要成为罪犯还是犯罪学专家，则是选择的问题。基因只不过是人类塑造自己的材料，就像那些建筑人员要去选择的石头一样，但建筑人员本身并不被这些石头所塑造。

婴儿期对生命历程的决定性作用甚至不如遗传，它更不能单方面决定人生的发展方向。有一个不是我治疗过的病人曾写信给我，在信里她说："我受到的折磨更多来自我应该有心理障碍的想法，而不是来自有这些心理障碍这一事实。事实上，我不会用我的经历来交换任何东西，我相信这些经历也会给我带来很多好处。"⊖

精神病学家的宿命论观点可能会强化病人自己的宿命

⊖ 此外，儿童早期经验也不像心理学家们所想的那样对宗教生活有着决定性的影响，尤其是在"神的概念是否由父亲意象来决定"这一问题上。我在维也纳综合诊所有个团队，给在某一天之内光顾他们门诊的病人做了些测验。这些测验表明，23 个病人有着积极的父亲意象，13 个病人有着消极的父亲意象。但只有 16 个具有积极父亲意象和 2 个具有消极父亲意象的病人，会任由自己的宗教观念的发展受到这些意象的影响。有一半的受测者发展自己的宗教观念时不受他们父亲意象的影响。一个人糟糕的宗教生活并不总能追溯到他内心消极的父亲意象，甚至最坏的父亲意象也并不必然妨碍他的宗教生活（Viktor E. Frankl, *The Will to Meaning*, New York and Cleveland, 1969, p.136f）。关于"真理会使你自由"的承诺，不该被解释为只要你成为一个真正的教徒，就可以保证不会受到神经症的影响。反之亦然，不受神经症的影响也不能保证一种真正的宗教生活。三年前，我有机会与一位修道院院长讨论这个问题，他在墨西哥管理着一座本笃会修道院，而且坚持认为僧侣们都应该接受严格的弗洛伊德学派的精神分析培训。结果呢，只有 20% 的僧侣继续留在修道院。我在想，如果精神病学家们也被要求严格地检查自己身上的神经症性缺陷，那么还会有多少人成为精神病学家并愿意一直工作下去呢？把你们之中那个没有神经症性缺陷的人叫出来，让他成为第一个往我身上扔石头的人吧！无论他是一个神学家，还是精神病学家！

论，不管怎么看，这些都是神经症的特征。精神病学的这一真实情况也同样适用于社会学。泛决定论在罪犯那里可以沦为托词：好像需要受到指责的只是他们内心的某些机制。但是，这样的一种论证显然是自相矛盾的。如果被告声称他在犯罪时不是自由的，那么他就不必为他所犯下的罪行负责任，但法官仍可能会对他维持原来的判决。

实际上，即使在法官的判决已经通过之后，犯罪分子也不会希望自己仅仅被看作心理动力机制或者条件调节过程的受害者。正如舍勒曾指出的，人有权被视为有罪，并受到相应的惩罚。通过将他视为环境的受害者来减轻他的内疚感，也意味着剥夺了他作为人的尊严。我认为，感受内疚也是作为人的一种特权。诚然，克服内疚同样是人之为人的一种责任。这些话我曾告诉过美国加利福尼亚州圣昆廷监狱里的犯人，当时他们的监狱长请求我给囚犯们做一场演讲。加利福尼亚大学的约瑟夫·B. 法布里（Joseph B. Fabry）博士陪同我一起去了那里。讲座结束后的一段时间，他跟我描述了一下这些加利福尼亚州最凶悍的囚犯是如何回应我的演讲的。一个囚犯说："心理学家们（与弗兰克尔相反）经常问我们孩童时期的事情，还有过去一些不好的事情。通常来说，那些过去——它们像挂在我们脖子上的石磨。"他接着说，"我们很多人都不再去听那些心理学家们在说什么。我来听演讲仅仅是因为我读过弗兰克尔的书，知道他也是一个被囚禁过的人。"⊖

卡尔·罗杰斯（Carl Rogers）在他的一个学生 W. L. 凯尔（W. L. Kell）对 151 名青少年罪犯进行研究后，曾想到过"关于'自由'的实验性定义"。⊜研究结果显示，那些参与研究的罪犯的行为不能根据家庭环境、教育背景、社会经验、邻居或文化的影响、健康状况、遗传方面的情况或者诸如此类的因素来预测。到目前为止，最可以用来预测的因素是对自我的理解程度，它与后来的行为相关系数为 0.84。在这种情况下，自我理解似乎意味着某种自我分离，而泛决定论会削弱一个人自我分离的能力。

让我们把决定论与泛决定论对立起来，然后尝试对后者进行严格的解释：我们问问自己选择泛决定论的原因是什么。我认为是辨别力的缺乏导致了泛决定论的产生。一方面，人们混淆了原因与理由；另一方面，混淆了原因与条

⊖ Joseph B. Fabry, *The Pursuit of Meaning*, Boston, 1968, p.24.
⊜ "Discussion," *Existential Inquiries*. Vol.1, No.2, 1960, pp.9-13.

件。那么，原因（cause）与理由（reason）之间的区别到底是什么呢？举个例子，如果你切一个洋葱，你就会落泪。你掉眼泪在此有了一个原因，但你并没有哭泣的理由，而如果你爱的人死了，你的哭泣就有了一个理由。再举一个例子，如果你去攀岩，到达了 10000 英尺⊖高的地方，你可能就需要应对压迫感和焦虑感，这可以是由一个原因导致的，也可以是由一个理由导致的。缺氧可以是一个原因，但如果你知道你装备不全或者训练不够，焦虑就有了一个理由。

存在主义将"作为一个人"定义为"在世存在"。这个世界本就包含了理由和意义，但如果你认为人是一个闭合的系统，理由和意义就会被排除在外，剩下的只有原因和作用原因的代表是"条件控制过程"或者"动力和本能"，而作用的最佳代表是"条件反射"或"身体对刺激的反应"。驱力和本能是推力，而理由和意义是拉力。如果你只把人设想成一个封闭的系统，那么注意到的就仅仅是推力而没有拉力。想想美国那些酒店的大门，从酒店大厅内部你只能看到"推"的标志，而"拉"的标志只有外面的人才能看到。人身上也有着这样的门。人不是一个封闭的

⊖　1 英尺约 = 0.3048 米。——编者注

单细胞动物，而心理学却退化成了某种单细胞动物学，除非它开始承认人类对世界的开放性。（见本章章末第二条注释。）自我超越可以很好地反映这种存在的开放性。反过来亦成立，正如弗朗兹·布伦塔诺（Franz Brentano）和埃德蒙·胡塞尔（Edmund Husserl）所说的，人类现实的自我超越属性反映在人类现象的"意向性"特质上。

人类现象指向的是"意向客体"(intentional object) [⊖]，理由和意义就是这类客体的代表。它们是"逻各斯"，是心灵意图触及的地方。如果心理学（psychology）确如其名，它就必须同时承认这一名称的前后两部分，即心灵（psyche）和逻各斯（logos）。

当存在的自我超越被否定时，存在本身也就被毁灭了。存在是具体的，在现今的心理学中它被还原成一个"物"，而作为人类的存在则被剥夺了个体本身的独特性。更值得注意的是，主体被弄成了客体。出现这种情况的原因是，与客体相关联是主体的特征。人的特征之一是他们与意向客体——价值与意义——相关联，而这一客体也会作为人

⊖ Herbert Spiegelberg, *The Phenomenological Movement*, Vol. 2, 1960, p.721.

类行为的理由和动机。如果自我超越遭到否定，那么通向意义与价值的大门将会被关闭，理由与动机也会被条件反射过程所取代，而"暗处的劝说者"会开始决定条件是什么，以此来操控人类。这是一种物化，正是它打开了通向操控室的大门。反之亦然，如果一个人想要操控人类，他首先必须对他们进行物化，为了达到这一目的，他会沿着泛决定论的方向给他们灌输教条。"只有通过剥夺人类的自主权，"B. F. 斯金纳（B. F. Skinner）说，"才能把握人类行为的真正原因——从无法接近的行为，变成可操控的行为。"⊖我认为，首先，条件反射过程并不是人类行为的真正原因；其次，真正引发人类行为的原因应该是某种可以触碰的东西，它使得人类行为中的人性部分不会被某种先验

⊖ 出自 Alfred A.Knopf 的 *Beyond Freedom and Dignity*.New York Press，1971.路德维希·冯·贝塔朗菲（Ludwig von Bertalanffy）观察到："没有这种操作，'富裕社会'的经济扩张就无法维存。"只有通过更多地操控人类，把他们变成斯金纳的老鼠、机器人、自动购买机，稳定地调节集体利益遵循者与投机主义者之间的平衡，才能让这个伟大的社会沿着不断增加国民生产总值的道路前进。把人当作机器人的概念，是工业化大众社会的表现，也是强大的推动力。这种概念是商业、经济、政治和其他广告、宣传等行为工程的基础。(General System Theory and Psychiatry, in Silvano Arieti, ed., *American Handbook of Psychiatry*, Vol. 3, pp. 70 and 71.)

的东西所否定；最后，除非我们认识到某个人的行为的真正"原因"并不是原因，而是一个理由，否则就无法认识到人类行为中人性的部分。

原因不只会与理由混淆，还会与条件混淆。不过，在某些情况下，原因即条件。与严格意义上的条件相比，原因是充分条件。有时候，不只存在着必要条件，还存在着我所说的"可能条件"。通过"可能条件"这个概念，我想说的是一种释放和触发的机制。比如说，所谓的心身疾病并不是由心理因素引起的，它们不像神经症那样是精神性的。心身疾病都是生理性疾病，只不过它们都是由心理因素触发的。

一个充分条件足以创造并产生一种现象，这种现象不仅取决于其本质，也取决于其存在。相比之下，必要条件是一个前提，它是一个先决条件。比如说，有些人智力发育迟滞是由甲状腺功能减退引起的，这样的病人，如果给他们注射甲状腺提取物的话，他们的智商就会改善和提高。这是否意味着精神只不过是跟甲状腺激素一样的东西呢？就像我曾审校过的一本书中所论述的一样。不过我觉得甲状腺提取物"只是"一个必要条件，而作者将其误认为是一个充分条件。为了有不同的证据，让我们看看肾上腺皮质腺体的功能减退问题。我本人已经发表了两篇基于实验室研究的论文，结果发现，肾上腺皮质腺体的功能减退会导致人格分裂。如果可以给这样的患者注射一些醋酸去氧皮质酮，他们会再次感觉到自己像一个完整的人，而且他们的自我意识也可以得到恢复。那么，这是否意味着自我意识只取决于醋酸去氧皮质酮呢？

讨论进行到这里，我们就到达了从泛决定论转变为还原论的拐点。实际上，原因与条件区分不清楚，会使得还原论从非人类现象中推断出人类的现象，并将其简化为一种次于人类的现象。然而，这种从非人类现象中抽离出来的人类现象，会变成一种附带现象。

还原论就是今天的虚无主义。让－保罗·萨特将存在主义的核心圈定在"存在与虚无"上，但我们从存在主义中可以学到的是，人类的存在不是一个"东西"。东西是相互决定的，但是人，可以决定自己的决定。而且，人类还可以决定自己是否被别的事物所决定，不管这事物是推动着他们的驱力或本能，还是拉扯着他们的理由或意义。

过去的虚无主义教会了我们"虚无"（nothingness），

而现在的还原论劝我们接受"只不过是"（nothing-but-ness）。还原论告诉我们，人类只不过是一个计算机或者一只"没毛的猿猴"。把计算机看成一种具有人类核心神经系统功能的模型，是完全可以的。"存在类比"（analogia entis）可以有效拓展到计算机，但还是会有些尺度上的差异，而这些差异却为还原论所忽略。回想一下有关良心的经典还原论理论，根据这种理论，独特的人类现象只不过是某种反射调节过程。比如说，一只狗弄湿了地毯后，夹着尾巴趴在沙发下面，像这样的行为我宁愿称之为对某种焦虑的预期——特别是对某种惩罚的预期——而不是良心。这跟良心一点儿关系都没有，因为真正的良心与受惩罚的预期风马牛不相及。只要对惩罚的恐惧或者对某种奖赏的期待仍驱使着一个人（或者说在那种情形下，臣服于平息超我张力的愿望），那么良心就还没有发挥作用。

洛伦茨曾十分小心地谈到"动物行为的道德类比"，指的是在动物身上那些类似于人类道德行为的动作。在还原论学者的认识中，二者没有本质上的区别。他们不承认存在着任何独一无二的人类现象，而且他们并不是在实证的基础上建立这一信念，而是将其建立在先验的基础之上。他们坚持认为，在人类身上没有什么东西是在动物身上找不到的。或者用那句人们耳熟能详的教条来讲，就是"在人类身上可以发现的，也都可以在动物身上发现"。

说一个我很喜欢的故事。两个信徒去找教区的拉比，其中一个信徒说另一个信徒家的猫偷吃了他家 5 磅⊖的黄油，而家中有猫的这位信徒则否认这件事。"把猫给我带过来。"拉比命令道。他们就把猫抱了过来。"把天平也拿来。"他们又把天平拿了过来。"你说你的黄油被偷吃了多少？"拉比问。"5 磅，拉比。"那人回答道。随即拉比把猫放在了天平上，它的重量恰好是 5 磅。"这下我找到那块黄油了，"拉比说，"可猫去哪了？"这正是还原论者们最终在人类身上重新发现的那些现象：条件反射、条件控制过程、先天释放机制以及其他一切他们一直在找寻的东西。"这下我们找到它了，"他们说，就像那位拉比一样，"但人去哪儿了呢？"

我们不能低估还原论语境下的教条灌输所带来的破坏性影响。在这里，我只引用 R. N. 格雷（R. N. Gray）及其同事对 64 名医生——其中有 11 名是精神科医生——所做的一项研究。该研究表明，在医学院学习期间，犬儒主义

⊖ 1 磅 =0.4536 千克。——编者注

通常会在人道主义减弱的时候增强。只有在完成医学学习之后，这种趋势才会翻转，但可惜并非所有被测试者都会翻转。⊖讽刺的是，报告这些结果的论文作者将人定义成一种"自适应控制系统"，并将其解释为"刺激－反应过程中的自调节限制"。⊜根据另一种还原论的说法，价值观这种东西只不过是一种反向形成。毋庸置疑，类似的诠释可能会削弱和侵蚀对价值观的重视。

有一个例子：一对年轻夫妇在非洲担任志愿者，从非洲返回之后，他们完全厌倦了那种工作。最开始他们不得不参加一个由心理学家领导的强制小组，在那里他们会玩一个像这样的游戏："你为什么加入志愿组织呢？""我想帮助那些没什么特权的人。""所以你肯定感觉比他们优越了。""某种程度上是的。""所以在你的内心中或者无意识里，肯定有一个想要证明你自己比他们优越的想法。""这……我从来没有过这种想法，但你是个心理学家，

⊖ "An Analysis of Physicians' Attitudes of Cynicism and Humanitarianism before and after Entering Medical Practice," *Journal of Medical Education*, Vol. 40, 1955, p.760.

⊜ Joseph Wilder, "Values and Psychotherapy," *American Journal of Psychotherapy*, Vol. 23, 1969, p.405.

肯定知道得比我多。"整个团队被灌输了一些观念，将他们的理想主义和利他主义仅仅解释为一堆恼人的问题。更糟糕的是，团队中的志愿者们会不断地相互玩一个游戏："你的隐藏动机是什么？"在这里我们就碰到了一个我称为"过度解释"的最好例子。

伊迪丝·魏斯科普夫－乔尔森（Edith Weisskopf-Joelson）及其同事在最近的一项研究中表明：在针对美国大学生的不同价值观的评比中，排名最高的是"自我解释"。⊖因此，美国普遍存在的文化氛围增加了自我解释转变成强迫行为的危险，就像我们在一些志愿活动的参与者身上看到的那样，这种解释倾向甚至已经成为一种群体性的强迫神经症。

"之前的那些患者不管在何种情况下都会去分析自己的动机，"E. 贝克尔（E. Becker）说，"当他们感到焦虑的时候，就会说，'这肯定是阴茎艳羡、乱伦冲动、阉割焦虑、俄狄浦斯竞争、多行性变态'，等等。"⊖

⊖ "Relative Emphasis on Nine Values by a Croup of College Students," *Psychological Reports*, Vol. 24, 1969, p. 299.
⊖ *The Denial of Death*. New York, Free Press, 1974, p.272.

到目前为止，我们已经讨论了原因与理由，以及必要条件与充分条件。不过，我们还需要思考一下第三种区分。通常被理解成"充分条件"的是有效原因，而不是最终原因。我认为，最终原因，或者说意义与目的，只有用对它们适用的科学方法进行观察时才有可能被察觉或看见。引用约翰·沃尔夫冈·冯·歌德的话来说，那些认为没有任何意义与目的存在的泛决定论者，就像一个"研究有机存在"的人一样。他会：

> 首先以固执的坚持将灵魂驱逐，
>
> 随后所剩的部分便可掌控和分类，
>
> 可那精神的联系已然丢失，唉！
>
> "自然操作"（Encheireisin naturae），这一化学
> 名词，
>
> 自我嘲弄，却无法自知。
>
> ——《浮士德》，第一部

在这个地方确实有一个"缺失的环节"。正如许多科学研究表述的那样，在这个世界上，意义是缺失的。然而这并不意味着世界没有意义，只是许多科学领域仍执意对它视而不见。并不是每种科学方法都能证明意义，用我们

的比喻来说，即不是每个"截面"都能触及意义。现在让我们设想一条位于垂直平面上的曲线（见图2-3）。

在水平面上，该曲线的可见部分只有3个点，而且是3个相互隔开又不相连的点，这些点之间并没有某种有意义的连接。但这些有意义的连接潜藏在水平面上方或者下方。那些科学上所说的"随机事件"（比如偶然的变异）难道不也是如此吗？难道不可能有一种隐藏的意义，一种更高或者更深的意义，恰好躲开了那一个截面？然而我们找不到这种意义，只是因为它潜藏在水平面的上方或者下方，就像图中曲线较高的部分和较低的部分那样？（见本章章末第三条注释。）事实上并不是一切都可以用有意义的术语来解释，但至少现在可以解释的是，为什么事情总是这个模样。

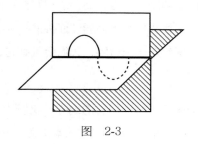

图　2-3

如果这是真正的意义，那么对于终极意义来说，它又有多少真实的成分呢？意义越是全面，它就越难以被理解。无限的意义超出了作为有限存在的人类所能理解的范围。在这里我们处于一个关键点上，科学需要放弃它的掌控，从而交由智慧来接管。布莱兹·帕斯卡尔（Blaise Pascal）曾说："内心有着理性无法知道的原因。"即所谓内心的智慧，或者我们可以把它称为"本体论上的自我理解"。假设有一个街头的普通人正按着内心智慧的指引对自己进行理解，如果我们对他做一番现象学分析，就会知道，人类不只是自我、本我与超我冲突的战场。富尔顿·J. 希恩（Fulton J. Sheen）曾嘲讽："作为一个人，比起作为一个弃卒或者玩物，特别是作为被条件控制过程或驱力与本能操控着的弃卒或者玩物，复杂太多了。"从街边普通人的身上我们可以了解到，作为人类，意味着要不断面对各种机会和挑战。这让我们有机会通过迎接挑战来实现自己的意义。每种情况都是一个召唤，我们会听到它，然后做出回应。

　　现在我们来到了圆圈闭合的地方。我们从"决定论是自由的一种限制"出发，来到了"人本主义作为自由的一种扩张"。自由只是故事的一部分，也只是真实的一半。自由是整个现象的一面，而另一面是对自由背负起的相应责任。自由可能会堕落为纯粹的任性，除非它以一种负责任的方式出现在生活中。这就是为什么我会建议在美国西海岸建起一座责任雕像，来作为东海岸自由女神像的一个补充。

注　释

- 对于医学界的成员来说，这不是什么陌生的状况：在医生们所面对的疾病中，有多少是我们仍不能知道其起源的？癌症就是一个例子。不管怎么说，精神病是一个身体系统上的生物化学问题，然而，患者如何看待自己的精神病，完全是他的人格属性决定的。折磨患者的精神病是生物化学问题，可是患者如何对这一问题做出反应、他在其中投入了什么，以及用什么内容填充它，则都是其个人的创造，是作为人类对他所受的苦难的塑造。这是他赋予苦难以意义的方式。尽管精神病本身并没有意义，但病人对其采取的行动，以及从中获得的那残存的、持久的内在成长，可能会使它变得有意义。

  乔尔森曾提出一个假设："偏执狂对一致的生活哲学有着特别强烈的需求，他们会发展出自己的妄想，来作为那一种哲学的替代品。"[⊖]换句话说，偏执狂是"由对意义的追求引起的"。不过，我对此有不同的看法。如果我们理所当然地认为，偏执狂有时是与"意义肥大症"联系在一起的，那么这种"肥大"并不能成为这一精神病的病因，而只构成它的症状。类似地，另一种精神疾病——内源性抑郁症，有时候也与"意义肥大症"有关联，患者对于意义视而不见，也不是导致抑郁症的原因，而是其症状的原因。当然了，这种说法仅适用于特定类型的（内源性）抑郁症。尽管不同的问题带给人不同的感觉，但在最终的分析中，我们会发现其起源与偏执狂是差不多的。简单来说，患有内源性抑郁症的患者被其精神病所阻碍，无法看到生活的任何意义，而患有神经症性抑郁症的患者则可能因为无法在生活中看到意义而感到抑郁。

不过在我们讨论了这么多之后，有一个事实仍未发生改变，即精神病的主要起因是生物化学性质的。

有人可能会说，与弗洛伊德学派的精神分析相反，阿德勒的"个体心理学"确实对自我超越给予了应有的敬意。事实上，阿德勒的心理学将人看成是受目标指引的，而

⊖ （Paranoia and the Will-to-Meaning, *Existential Psychiatry*, I, 1966, 316-20）

不是由驱力驱动的。不过他所说的目标，我们认真思考的话，就会发现实际上并没有超越人类的自我或者心灵。更确切地说，他将这些看作心灵内部的东西，因为在最后的分析中，阿德勒将人们的努力只看成应对自卑感以及不安全感的方式。

- 分子生物学家雅克·莫诺（Jacques Monod）认为，所有生命都是在突变和选择的相互作用下产生的，这完全合乎常理。在《偶然性和必然性》一书中，他写道："纯粹的偶然性、唯一的偶然性是进化的源头。"不过紧接着，他所说的内容就出错了："偶然性是唯一可以用来想象的概念，因为它是唯一一个与观察和经验事实相符的现象。没有什么允许我们在这一点上的观念必须改变，甚至没有什么允许我们可以对其进行修改。"这部分已经与实证科学不再有任何关系，只是基于个人的一种哲学，是其对个人意识形态的坚持。在写这句话的时候，莫诺故意将自己锁在生物学的维度上。糟糕的是，这样会导致在某种先验基础上否认其他维度以及更高维度存在的可能。科学家可能会固着在他的学科上，并且只待在他所在的那一维度，但他需要保持开放性，保持他对科学的开放，至少保持对"存在另一个更高维度"这种可能性的开放。

  正如我曾说过的，一个更高维度的"高"来自它更加包罗万象的属性。打个比方，如果你将一个正方体垂直投影到一个平面上，它就变成了一个正方形，而你可能会说这个正方形就存在于正方体内。那么，任何存在于正方形中的事物也会存在于正方体中，并且在正方形中出现的任何事物都不会与较高维度上的正方体中出现的事物相矛盾。更高的维度不是排斥，而是包含。在真理的较高与较低维度之间，只可能存在包容性。

如果一位生物学家只是宣称，在生物学的维度上，没有出现诸如"更高的意义"或者"终极意义和目的"这样的东西，会显得比较合理，而不是在科学的伪装下叫卖自己的信仰，或者叫卖一些连自己都不相信的东西。他可以说，没有什么证据能够支持目的论。但是，除非他是一个还原论者，否则他不会排除那种可能性：可能存在着某种更高的维度，包含着这种目的论。科学家们需要拥有的不仅仅是知识，还要有智慧。所谓的智慧，我将其定义为知识加上对该知识本身有限性的认识。

The
Unheard
Cry
for
Meaning

第 3 章

"人本主义心理学"
究竟有多人本

我们必须面对这样一个事实，即某些事情是不能通过要求、指挥或者命令来达成的。原因就在于，它们不能建立在意愿的基础之上：我们不能"想要"去相信，不能"想要"去希望，不能"想要"去爱，最起码地，我们也不能"想要"这一想要。

目前，心理学这一学科似乎最需要的就是让心理治疗进入人性的维度，即人类现象的维度。因此，我们可以思考一下，所谓的"人本主义心理学"运动是否真的采纳了这一想法。虽然意义疗法声称"加入"了这一运动（Charlotte Bühler & Melanie Allen，1972），但由于其处于探索阶段，将意义疗法从人本主义心理学中分离出来，会显得较为明智，由此可以取得一种批判性的优势，也可以批判性地对其进行评论。在这一章中，我们将特别强调与"相遇"概念相关的内容，因为这一概念受到的误解最为严重，误用就更不用说了，而且这种误用、误解还是许多提倡它的人造成的。

实际上，"相遇"概念源于存在主义哲学，而非人本主义心理学。它是由马丁·布伯、费迪南德·埃布纳（Ferdinand Ebner）和雅各布·L. 莫雷诺（Jacob L. Moreno）引入的。这些学者对于存在主义的贡献可以归结为：他们对"如何共存地存在"给出了自己的理解。在这种情况下，"相遇"被理解为"我和你"之间的关系，这一关系的基本属性使得这种关系只能建立在人类身上，也只能建立在个人水平上。

这类观点仍然遗漏了一些东西，从而构不成一个完整的维度。为了帮助理解，让我们回顾一下卡尔·比勒（Karl Bühler）提出的语言理论。他对语言进行了三重功能的区分。首先，语言允许说话者去表达他自己，可以作为自我表达的一种工具；其次，语言是说话者向他的听众发出的某种呼吁；再次，语言总代表着什么东西，即人们所说的"某种东西"。换句话说，每当一个人开始说话的时候，他就是：①正在表达自己；②正在向某些人表达自己。最重要的一点是，除非他的确正在说着什么内容，否则将这一功能称为"语言"并不合理。我们接下来要谈到的是一种"伪语言"，实际上它只不过是一种自我表达而已，有时甚至会使听者听不下去。有些精神分裂症患者，他们的说话方式可以被理解为这样一种"语言"：只表达情绪，但丝毫没有指代现实中的任何东西。[⊖]

语言的真实性也适用于"共存"和"相遇"，因为在这两种情况下，我们也必须考虑到人类间和人际交流的第三个方面。正是在这方面，弗朗兹·布伦塔诺和埃德蒙·胡塞尔的现象学创造了"意向性指称"（intentional referent）

⊖ 早在 20 世纪 30 年代，我就在维也纳应用心理学会上展示了一个相关案例。

一词（Spiegelberg，1972）。而所有潜在的意向性指称物，所有那些语言所指称的客体，所有那些被两个主体之间的相互交流所"意谓"着的客体，将形成一个结构化的整体、一个"意义"的世界，甚至我们可以将这一"意义的宇宙"称为"逻各斯"。由此可以看出，任何将意义驱逐到体系之外的心理学，都将人类从他们的"意向性指称"中切除了，这简直就是一种自我阉割。如果心理学真的名副其实，就需要对它名字的两个组成部分——心灵及逻各斯——怀有同样的敬意。

布伯和埃布纳不仅探讨了人类精神生活中"相遇"的中心地位，而且将这种生活基本定义为一种"我和你"之间的对话。然而，我的观点是，除非对话进入了"逻各斯"的维度，否则不会存在任何真正意义上的对话。我认为，如果对话缺少了"逻各斯"，缺少了意向性指称物，那么对话实际上只是一种互相的独白和自我表达而已。它所缺乏的是一种我称为"自我超越"的人类特质。这种特质表明，作为人类，就意味着与自己以外的某种事物相关联，并接受它的指引。现象学派一直十分重视认知活动的"意向性"，这种意向性只是更全面的人类现象中的一个方面，即人类生存上的自我超越。真正的"相遇"，是一种对"逻各斯"开放的共同存在，它允许"相遇"的人超越他们自身，朝向"逻各斯"，甚至会促使这种自我超越的发生。

不过，我们不能够忽略或者忘记的是，自我超越不仅意味着探出手去触碰并实现意义，还意味着去触碰另一个人，去爱别人。诚然，爱比"相遇"拥有更多的内涵，因为后者在人类层面运作，而前者在个人层面运作。在更广阔的世界意义上，"相遇"使我们认识到与我们对话的那个人的人性，而爱则向我们展示了更多——爱还会涉及个人本质上的独特性。这种独特性是人格的基本特征。然而，对于自我超越来说，它隐含着这样的意义：人是否通过意义的实现或者爱的相遇来超越自己。在第一种情形下，涉及一种非个人的"逻各斯"；而在第二种情形下，则是一种个人的"逻各斯"，可以说是一种已经具体化了的"逻各斯"。

与布伯和埃布纳所发展出来的经典"相遇"概念相反，人本主义心理学所提出的传统概念仍然坚持一种老式的心理学，它实际上是一种单子论学说，将人看作没有开放性的单细胞动物，无法建立自我超越的人际关系。因此，"相遇"的概念被庸俗化了。这不是真正的人本主义，它是机械化的，因此汉堡大学的彼得·R.霍夫斯塔特（Peter R. Hofstätter）曾将其称为"性本能的水力学"，而现今许多会心团体活动仍渗透着这种观念。

下面这个案例可以作为一个公然与"相遇"概念相悖的例子。有位女士加入了一个会心团体，那时她对已经与她离了婚的丈夫有着非常强烈的愤怒情绪。小组组长请她刺破一个气球，用以发泄她的攻击性和愤怒。换句话说，那个气球取代了真正的客体，即她的前夫。也可以说，让她"见诸行动"的目的是用气球取代了这位女士爆怒的对象。毕竟，我们这样做的目的是防止她发生"情绪上的大爆发"。而且，在这样的发泄操作之后，她可能实际上感受到了一些解脱。不过，我们是否真的有理由认为攻击性释放之后，所带来的释怀是一种真实的体验？有什么证据表明，它不是一种无意间灌输的结果？怎样证明这不是一种以完全机械化的、过时的人类概念为基础，而对人们进行的灌输？要知道，见诸行动并没有改变任何东西，生气的缘由仍在！基本上，一个人首先关心的是自己是否有理由生气，其次才是自己的情绪，即愤怒或其他他可能表现出来的反应。可是，这样一个关于人类的机械化概念，却是我们前文中所提到的那种疗法的理论基础，它诱导患者根据他体内运作的"性本能的水力学"来解释他自己。这样会让他忘记，自己作为一个人在某种特定情况下还可以做点儿什么。他可能会有自己的立场，对于自己的情绪、攻击性等都可以有自己的态度。这样的"人类潜能"应该被置于真正的人本主义观念的中心地位。一个基于此理论的治疗实践，就可确保患者在治疗中提升对这种潜能的认识。这是一种意识，如果可能的话，人类有自由让世界变得更好。我们再回到刚才讨论的那位离婚女士的案例，不管是在可能的情况下，她与她的前夫和解，还是在必要的情况下，与自己"已经离异"这一事实和解，都可以使她得以继续前行，并将此困境变成一种人类层面的成就！那么，我们怎么会去否认病人拥有这样的可能性呢？她可以超越她的困境，实现自我的成长，甚至可以将她的消极经验塑造成某些积极的和有建设性的、创造性的东西；我们难道应该让病人相信，神经症患者就会倾向于相信这种东西，即"她是外部影响或内部环境（inner circumstances）的奴隶或牺牲品"？又或者，让她执着于即将发生的事情，把自己的命运交予她的前夫，一个不知是否愿意与她和解的前夫，或者将未来可能的处境寄托在她刺破气球的那一刻，看看她是否愿意将攻击性释放和发泄出来？

为了使变化可以发生，我们需要感受悲伤，而不是愤怒。我们需要问问自己，当一个人失去其所爱之人，并得到了缓解的镇静剂时，会有什么样的反应："在现实面前紧闭双眼，并不能将现实抹去。实际情况是，即使我昏睡过去，不再意识到我所爱之人的死亡，也不能消除他已离我而去的事实。这是我唯一在乎的事情——他是活着还是死去，而不是我到底伤不伤心！"换句话说，他所关心的并不是他快乐不快乐，而是是否存在让他快乐或者不快乐的理由。威廉·冯特的体系被人批评为一种"没有心灵的心理学"（psychology without psyche）。这一问题早已得到解决，但是，学界仍存在着我称为"没有逻各斯的心理学"（psychology without logos），心理学作为对某人内心世界（或身体）进行操纵的学说，其并不将人类行为看作被世界上某种理由所诱导而产生的结果，而认为人类的行为是由一个人自己的心灵世界（或身体）的原因引起的。但是，正如我曾指出的，原因与理由是不一样的。如果你感到不开心，然后喝了点儿威士忌，它会是你"不开心"消失的"原因"，但不开心的理由仍然存在。对于镇静剂而言也是一样，它并不能改变一个人的命运或者亲人去世的事实。不过，让我们再问一次，改变一个人的态度又是怎样发生的呢？比如将困境变成某种人类层面的成就。在一种将人与世界分离开来的心理学中，没有什么地方容得下这样的事情：在这个世界上，每一个人的行为都可以有理由，甚至在这个世界上，他所蒙受的苦难也可能具有某种意义。如果心理学只把人看作一个封闭的系统，且在这个系统中，相互间的动力只是用以操控人类的工具，如果不把人看作一种正在用意义为其存在加冕的存在，这样一种心理学必然会剥夺人类化悲曲为胜歌的能力。

这一问题始于"攻击性"这一概念，不管是将其作为洛伦茨所思考的生物学概念，还是作为弗洛伊德所思考的心理学概念。这些概念都是不恰当的，也是不充分的，因为它们完全忽视了一点：意图是作为一种内在的人类现象存在着的。事实上，在我所理解的心灵世界中，并不存在"攻击性"这种东西，它只是在寻找一个发泄的途径，并强迫我——作为它的"无辜受害者"——去寻找有助于将它见诸行动的客体。在人类的层面，即作为一个人，我并没有天生自带的，而且一定要发泄出去的攻击性，也未曾将其引导至一个方便发泄的靶上；我真正会做的是另一件事：我恨！不管我是恨某种事物，还是恨某个人。可以肯定的是，仇恨某种事物比仇恨某人（我所恨的事物的创造者或者"拥有者")更有意义些，因为如果我不是出于个人的原因在恨他，我也许可以帮助他克服他身上我所恨的那部分。我甚至可能会爱他，尽管他身上有我憎恨的东西。然而，恨也好，爱也罢，都是一种人类现象——与攻击性相反——且此二者都具有人类的属性，因为它们都是由意愿驱使的：我有一个理由去恨某个东西，以及我有一个理由去爱某个人。相反，攻击性是由原因造成的。这些原因可能具有心理或者生理的特征。关于后一种可能性，只需要想想 W. R. 赫斯（W. R. Hess）的经典实验，用电刺激猫的大脑的某些部位，就可以引起攻击性行为。

顺着这个思路，我们可以假设那些加入国家社会主义的抵抗运动的人只是在追求对刚刚产生的攻击性冲动的宣泄，而这种冲动恰好被用来反对阿道夫·希特勒，这种假设是多么不公正啊。事实上，他们中有很多人并不是真的打算去与那个叫阿道夫·希特勒的人战斗，而是打算去与那个被称为国家社会主义的系统作斗争。

时至今日，攻击性已经成为一个热门的主题，在很多会议上都被讨论。更重要的是，所谓的和平研究已经把研究重点对准了攻击性这个主题。然而，我坚信，只要仍依靠着（攻击性）这种非人类又非个人的概念，那么和平研究就必然会失败。当然，攻击性冲动的确存在于人类身上，不管我们把它解释为一种从我们类人猿祖先那儿继承下来的遗产，还是沿着精神动力学理论体系，将其解释为某种反应。但是，在人类的层面，攻击性冲动本身并不存在于个人身上，而是经常作为他需要面对的某种东西，他必须用这种东西来表明立场，或者他已经用攻击性表明自己的立场有一段时间了，不管他是选择让自己被大家认同，还是他选择将自己与大伙分开。[⊖]在特定的情况下，重要的是个人对非人格攻击性冲动的态度，而不是冲动本身。

这种情形与自杀冲动是很类似的，将这两种冲动进行量化是没有意义的。归根结底，自杀风险并不是取决于一个人的自杀冲动的强度，而是取决于他作为一个人，对这些冲动的反应。反过来说，他的反应基本上取决于他是否在生存中看到了有意义的东西，哪怕所处环境是令人痛苦的。当然，还有一种测试，它并不声称测量自杀冲动本身，而是评估更具有决定性的因素，即个人对于自杀冲动的态

⊖ 这是人类自我分离能力独一无二的表现，自我超越是通过上述所提到的内容来表现的：相较于攻击性，憎恨是个人主动情绪的表现。

度。我在 20 世纪 30 年代初期就开发了这个测试，并在《我们活着的理由》中首次用英文对其进行描述（Frankl，1955）。

我们可以说，和平研究所关心的是人类作为一个整体要如何生存。不过这样的研究却被宿命论所劫持，因为研究者们一直盯着攻击性冲动而不是把注意力放在那种人性的能力上，即"对待攻击的个人态度"，这种宿命论因此产生。这样的话，攻击性冲动就成为一种托词，被人们作为恨意的一种借口。只要人们被教导憎恨是由其体内的一种冲动和机制引发的，人类的憎恨便不会停止。这恰恰是人们常做的事情！更为重要的是，"潜在的攻击性"这个概念让人们相信攻击性是可以被引导的。事实上，洛伦茨团队的行为研究学者已经发现，尝试将攻击性转移到某种不重要的客体上，并让其通过无害的方式发泄出来，只会再度引发攻击性，且常常会使得它的强度加大。

攻击性与憎恨之间的区别和性与爱之间的区别类似，相当于说"我是被我的性驱力驱使着去找伴侣的"。另一方面，在人类的层面，正如我所感受到的，我爱一个人是因为我已经有非常多的理由去爱；而与她做爱是表达爱的一种方式，可以说是一种爱的"具象化身"。而在亚人类层面，我只不过将她看作释放性欲的客体。有着这种态度的性行为经常被我们的病人描述为"对着一个女人自慰"。在说这种话时，他们将其与正常的性接触进行了对比，也与在人类和个人层面的性行为进行了对比。在人类层面，他们不再把他们的伴侣看成一个"客体"，而是另一个主体。这会阻止他们把另一个人仅仅作为通向某种目的的手段——任何种类的目的。在人类层面，一个人不会"使用"他的伴侣，而是在"人与人"的基础上与其相遇。在个人层面，他与他的伴侣在"个人与个人"的基础上相遇，这意味着他爱他的伴侣。相遇保护了伴侣作为人的资格，爱发现了伴侣是独一无二的个体。

真正的相遇不仅基于自我表达，更基于自我超越，甚至真正的相遇超越了它本身，朝向着"逻各斯"。相反，伪相遇的基础是一种"没有逻各斯的对话"（Frankl，1967），那只是一个成熟的自我表达的平台。这种伪相遇在今天如此普遍的原因是，人们太过于关心自己是否会被照顾，或者说，就是源于一种缺陷。

在工业社会的去人格化氛围中，更多人显然遭受着孤独感的折磨——"孤独人群"的孤独感。可以理解的是，这种仅为反抗孤独而去亲密的强烈愿望，是用来弥补温暖的匮乏——用亲密感来弥补自身对温暖的匮乏。人们吵着要亲密关系，且对于亲密关系的渴望是那么迫切，以至于人们不惜任何代价去寻求，也不管亲密感来自哪种层次。具有讽刺意味的是，人们甚至在非人类的层面寻求亲密感，即在那种只可称为肉欲的亲密层面。对于亲密感的渴求，后来还转变为那种"请触摸我"的邀请。而且，基于肉欲的亲密关系距离性滥交只有一步之遥。

比性亲密更为人所需的，是存在的私密空间。人类最需要的是制造最佳状态的独处，去尝试拥有"独处的勇气"。世上还存在着一种创造性的独处，这种独处可以使得某些消极的东西（周围没有其他人）转变为积极的东西（一个进行冥想的机会）。通过这样的机会，人们可以补偿工业社会对于积极生活（vita activa）太过沉重的强调，暂时花点儿时间去过沉思的生活（vita contemplativa）。从这个例子中，我们可以看到积极真正的反面并不是消极，而是感受性。重要的是，在创造性与实现意义的可操作性之间寻求一种稳固的平衡，而在这一点上，进行"感受性训练"的正确性就变得十分明显了。

对于那些渴望受到照顾的人，麻烦的是，在一般条件下，他们必须为此付出代价，而且我们不难想象，那些不受约束的"照顾者"在没有接受过适当的培训和监督的情况下，会表现出多少真正的兴趣。在这个对性问题上的虚伪深恶痛绝的时代，我们应该注意性滥交并不是一种感受他人的方式，也不是一种相遇。的确，我们经常无法实现职业道德的理想，毕竟失败是人类生活的重要组成部分，不过如果我们失败了，我们肯定不会对失败引以为傲。然而这在某些圈子里，却是正在发生的事情，甚至发生的频率越来越高。弗洛伊德非常清楚他在制定规则时，自己所做的一切到底是为了什么，他明确反对将一个人的反移情见诸行动。而偶尔发生的规则例外并不能证明将例外纳入规则就是正确的。

不过，这种亲密关系流行文化的出现是可以理解的。正如欧文·亚隆在1970年所指出的，美国人口的流动性可以在很大程度上解释那些习惯了从一座城市迁徙到另一座城市的人身上出现的异化现象。不过，我觉得异化不仅关乎其他人，也关乎自己。有的异化是社会异化，还存在着一种情感异化——一个人与自己情感的疏远。在很长一段时间里，缘于盎格鲁－撒克逊国家中占主导地位的清教主义，人们不仅要控制情绪，更要抑制自己的情绪。一些类似的情况也适用于性本能的压抑。可以肯定的是，自那时起，性本能就已经走上了反向的极端，特别是随着弗洛伊德思想的普及，更不要说他那些理论的庸俗化普及了。今天，我们看到了极端的放纵所造成的后果：人们的本能冲动变得急不可耐地总是要发泄，对情绪紧张的容忍度也大幅降低。有人可能会说，他们显现出某种"失禁"，因为他们无法抑制自己的情绪，所以他们无法克制自己不去表达这些欲望，也无法克制自己不去和他人分享这些想法。

这正是这个"群体"将其作为手段的结果。然而，在这里，我们不仅要处理治疗的问题，还要处理症状。毕竟，"失禁"是一种心理层面的缺陷，也是一种生理层面的缺陷。关于生理层面，只要想想某些动脉硬化的病例就知道了，在那些病人身上，会出现不合时宜的大笑或者哭泣，而且无法停止。与此相对应的还有另一种同样表明大脑功能受损的症状，即缺乏人际距离感，这在严重的癫痫病人身上能观察到：患者会马上同任何一个与他接触的人熟络起来——他会控制不住自己地告诉你他的私生活，也没法停止询问你的私生活。

总而言之，可以将会心团体活动和感受性训练分别看作用来应对社会异化和情感异化的方案。然而，对问题的反应不能与针对问题的解决方案相混淆。即使"反应"有了明显的疗效，这样的疗法也可能会导致症状的出现，它只是一种缓和剂。更糟糕的是，这样一种治疗可能还会增加疾病所带来的痛苦。至于那些我们需要着手处理的问题，比如那些情绪，我们在处理它们的时候，不可以带着过多的目的性去做。它们对于我常说的"过度注意"（hyperintention）有一种躲避的趋势，你越是想要去除它们，就越是去不掉。在这一点上，它们比我们谈到的对幸福的追求更加明显：幸福必须是自然而然的，而不是通过追求得来。我们都要幸福，我们也必须让幸福发生。不过，我们越是将它作为目标，就越容易令其与我们擦肩而过。我的一名高年级学生曾对会心团体进行过独立研究，并告诉了我当他加入其中时发生的事情："我被许多人要求成为他们的朋友。我不喜欢拥抱他们并告诉他们我爱他们，还要将他们当作朋友，但结果我还是做了。我强迫自己的情绪高涨起来，但无济于事，我发现自己越努力就越难做到那些。"

　　我们必须面对这样一个事实，即某些事情是不能通过要求、指挥或者命令来达成的。原因就在于，它们不能建立在意愿的基础之上：我们不能"想要"去相信，不能"想要"去希望，不能"想要"去爱，最起码地，我们也不能"想要"这一想要。这样做反映了一种对于某些人类现象（如信仰、希望、爱和意志）进行完全操纵的尝试。反过来，这种操纵的方法之所以会出现，是由于人们对其所思考的现象进行了不恰当的物化和客体化。为了更好地理解这一点，就让我们思考一下任何一个主体的主要特征，即事实上一个主体——由于他的自我超越或者认知活动的意向性——总是会与他自己的客体产生关联，比如说，他的认知活动所要达到的"意向性指称物"。在这个意义上，如果把一个主体仅仅变成一个"物"（"物化"），那么他自己也变成了一个客体（"客体化"），同样程度上属于他自己的合适客体必然也会消失，倘若以这样一种方式，他最终将会完全失去作为一个主体的特性。这一点不仅适用于人类，也适用于任何人类现象：我们对它的反思越多，就越容易失去它自己的"意向性指称物"。

　　同样，任何强行"制造"放松的尝试都无法实现放松。J. H. 舒尔茨（J. H. Schultz）充分考虑了这一点，是他将放松练习进行了系统化。当他指导患者在这些练习中想象他们的手臂变得沉重时，他是多么聪明啊，因为这会自然地引起放松。如果他命令这些患者放松，他们的紧张程度就会增加，因为他们会强烈而有意地想要努力放松。在处理自卑感的问题上，也是一样的：患者永远不能通过直接的尝试来克服自卑。如果他要摆脱自卑感，就必须绕道而行，比如说，尽管带着自卑感，他还是去了那个会让他产生自卑的地方，或者尽管自卑，他仍做好他的工作。只要他把注意力集中在自己内心的自卑感上，并与它"战斗"，他就会继续承受痛苦。然而，一旦他把注意力集中在他自己以外的某些事情上，比如一项任务，那种自卑感就会开始减弱。

对于某些事物的过度关注，我习惯称之为"过度反思"。它与"过度注意"很相似，因为二者都可能导致人们出现神经症。而且，事实上这二者都可能因为组成了"团体"而被加强和巩固。在那种设置下，会心团体的带领者邀请患者仔细观察，看见自己；更重要的是，成员们会无休止地鼓励分享者与大家讨论自己内心呈现的任何东西。在这样一种情形下发生的事情，可以用"过度讨论"来作为指称它的一个术语。"过度讨论"越来越成为生活意义的替代品。今天，人们常常遗忘了生活的意义，而我们的患者陷入了"存在空虚"之中，一种空虚感和无意义感像空气一样蔓延四周。在这种真空中，神经症疯狂地生长。反过来，一旦存在空虚得以填补，神经症就会萎缩。

我们不得不同意夏洛特·布勒（Charlotte Bühler，1970）的观点："尽管有很多人会感到迷惑，而且会担心会心团体所带来的负面作用，但它的某些优点似乎也很明显。"在主要的优点中，她列出了"（增进）合作精神和成熟的互助精神"这两种。事实上，一个构思合理的会心团体肯定可以提供相互帮助的情境，用以讨论生命的意义。这种会心团体不会只是沉迷于个体成员的自我表达，它还能促进他们的自我超越。

或者，正如罗伯特·M. 霍姆斯（Robert M. Holmes，1970）所说："意义疗法团体可以带来很大的好处。"霍姆斯所设想的是"在具体的群体情境中实施意义疗法理念的可能性"。他将他的论文总结如下："谁能预测这样一个群体会发生什么呢？在这个群体中，人们被叫来讨论他们自己的失败和'存在空虚'。从一个人生命中的那些不可避免的事实里寻找意义，并从这一角度讲述自己的故事时，将会有什么样的发现呢？"

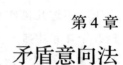

The
Unheard
Cry
for
Meaning

第4章

矛盾意向法

"矛盾意向法"通过让病人故意体验其行为引起的可怕后果而不是去避免焦虑,来有效地暴露出他们的恐惧情绪。因此,如果一个病人的恐惧症状是害怕独自走路时会昏迷过去,那么治疗师就会鼓励他试着晕倒,结果病人会发现他不但不会晕倒,还能够直面他的恐惧。

矛盾意向法与去反省法是在意义疗法框架内发展出来的两种技术（Frankl，1938，1955，1958；Polak，1949；Weisskopf-Joelson，1955）。意义疗法经常同时被归于人本主义心理学（Buhler and Allen，1972）、现象学（Spiegelberg，1972），或存在主义精神病学（Allport，1959；Lyons，1961；Pervin，1960）类别之下。不过几位作者有个争论的点，即意义疗法，是这几个体系中唯一一个成功发展出真正意义上心理治疗技术的疗法（Leslie，1965；Kaczanowski，1965，1967；Tweedie，1961；Ungersma，1961）。他们所提到的内容，即这两种我称为"矛盾意向法"（Frankl，1947，1955）和"去反省法"（Frankl，1947，1955）的技术。本章将介绍"矛盾意向法"，第5章会阐释"去反省法"。

尽管未曾以正式论文的形式将它发表出来，但我自1929年就开始使用"矛盾意向法"，直到1939年才写了第一篇文章来介绍它。后来，我将它发展成一种治疗方法（Frankl，1953），并纳入意义疗法体系之中（Frankl，1956）。从那以后，越来越多关于这一技术的文献表明，它是一种可有效治疗强迫症和恐惧症的方法^[一]，且常有学者证明它可以作为一种短程疗法来发挥作用^[二]。

为了更好地理解矛盾意向法，让我们把所谓的预期焦虑机制作为思考的起点；特定的焦虑症状会在患者身上唤起一种可怕的期望——"症状将会再度出现"。然而，恐惧总是倾向于准确地带来恐惧，预期的焦虑同样如此，并且可能让患者产生"再次发生可怕事情"的焦虑，从而形成一种自我焦虑的恶性循环：症状引起焦虑，焦虑又引发症状，并且症状的反复又加强了焦虑。

对于恐惧来说，有一种指向的客体，它就是恐惧本身：我们的病人常常会指向"对恐惧的恐惧"。仔细想一想，这种"对恐惧的恐惧"经常是由病人对自己的焦虑发作可能造成的后果的忧惧引发的，他害怕自己最终会崩溃、晕过去、心脏病发作或者惊恐发作。但不幸的是，这种"对恐惧的恐惧"恰恰增强了他的恐惧（见图4-1）。

⊖ Gerz, 1962; Kaczanowski, 1965; Kocourek, Niebauer and Polak, 1959; Lehembre, 1964; Medlicott, 1969; MuHer-Hegemann, 1963; Victor and Krug, 1967; Weisskopf-Joelson, 1968.
⊜ Dilling et al., 1971; Gerz, 1966; Henkel et al; 1972; Jacobs, 1972; Marks, 1969, 1972; Solyom et al., 1972.

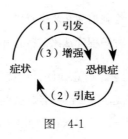

图　4-1

"对恐惧的恐惧"最典型的反应是"从恐惧中逃走"（Frankl，1953），病人开始回避那些经常会引发他们焦虑的情形。换句话说，他们要避开自己的恐惧。这是任意一种焦虑神经症的开始，"恐惧症的发作部分是因为一种回避某种焦虑情形的努力"（Frankl，1960）。精于学习理论的理论家以及行为主义治疗师们已经肯定了这一发现。例如，伊萨克·M. 马克斯（Issac M. Marks，1970）的观点是"恐惧症是通过回避这一减少焦虑的机制来维持的"。相反，"通过让一个人面对他所害怕的情形，就可以避免恐惧症的恶化"（Frankl，1969）。

在意义疗法中，我区分了三种病理性模式，现在先介绍前两种。第一种就是恐惧模式，即"从恐惧中逃走"，它作为"对恐惧的恐惧"的反应，构成了这种模式的核心（Frankl，1953）。第二种是强迫模式，相对于恐惧症案例中病人表现出"对恐惧的恐惧",强迫性神经症患者表现出"对自己的恐惧",他要么无法摆脱"自己可能会自杀或者杀人"这样的想法,要么害怕那些萦绕在大脑中的想法可能是精神分裂症的前兆。事实上,强迫性神经症的特征恰恰是保护他不至于成为真正精神分裂症患者的机制,可他要怎么才能明白这一点呢(Frankl, 1955)?

"从恐惧中逃走"是恐惧模式的一个特征,而强迫症患者的特点是"对于强迫的反强迫"。但是与强迫战斗得越多,反强迫就会变得越强大:压力会导致反压力,反压力进而会增加压力。⊖我们又一次看到了一种恶性循环(见图4-2)。

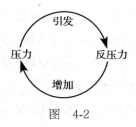

图 4-2

那么怎样才能打破这种反馈机制呢?首先,我们如何能把患者从恐惧的旋涡中拯救出来?这恰恰可以通过矛盾

⊖ 最明显的一个例子是对于亵渎神灵的强迫,有关具体处理它们的技术,参见我1955年的文章。

意向法来实现，我们将此定义为一个过程，通过这个过程，鼓励患者去做，或者去想他们所害怕的事情会发生（前者适用于恐惧症患者，后者则适用于强迫症患者）。通过这种方式，我们让恐惧症患者摆脱了他们的恐惧，让强迫症患者停止对抗他们的强迫。无论如何，在使用该方法后，致病的恐惧会被一种自相矛盾的愿望所取代，那种预期焦虑的恶性循环也将会陷入错乱当中。

如果读者们想要查看案例材料，可自行查阅相关文献[一]。在这里我只引用一些未发表的材料。首先是一封读者寄来的信件。

> 昨天我不得不参加一场考试，但考试前半小时却发现，我被恐惧吓得动都动不了。我看了看自己的笔记，脑子里一片空白。我学习了很久的这些东西看起来完全不熟悉，于是惊慌失措："我记不住任何东西，这次的测试我肯定会一败涂地！"我的恐惧随着所看笔记页数的增加而增

[一] Frankl, 1955, 1962, 1967, 1969; Gerz, 1962, 1966; Jacobs, 1972; Kaczanowski, 1965; Medlicott, 1969; Solyom et al., 1972; Victor and Krug, 1967; Weisskopf-Joelson, 1968.

加，我的笔记看起来越来越陌生，我出汗了，每次重新查看这些笔记时，我的恐惧都在增加！考试前五分钟我就知道，如果我在考试期间仍出现这种感觉，这次考试肯定会失败，然后您的矛盾意向法浮现在我的脑海里。我对自己说："因为无论如何我都会失败，那么我就尽力做到失败！我会给那位教授一张糟糕的答卷，这会让他困惑好几天！我会写下一堆垃圾，一些与问题毫无关系的答案！我会告诉他一个学生是如何通不过考试的！这将是他整个职业生涯中最荒谬的考验！"考虑到这一点，当考试到来时，我咯咯地笑了起来。信不信由您，试卷上的每个问题对我来说都很有意义，我很放松，轻松自在。可能听起来很奇怪，实际上那是一种极好的心情！最终我通过了测试并得了 A。

顺带说一句，矛盾意向法也治愈了我的打嗝。如果一个人试图一直打嗝，他肯定是办不到的！

接下来我所引用的是另一封信，也许可以作为矛盾意向法的另一种说明：

我今年 40 岁了，已经患有神经症至少十年。我寻求过精神科医生的帮助，但没有找到缓解的办法（当时有过大约 18 个月的治疗）。在 1968 年一次讲座的问答环节，我听到有个人问你如何应对他对飞行的恐惧。我当时就竖起耳朵听，因为这也是我的恐惧症。我听见的便是你所说的矛盾意向法。你告诉他，想象着飞机爆炸并炸成了碎片，看到自己也被炸飞了！一个月之后，我乘飞机飞行了大约 2500 英里[⊖]，像往常一样，我很害怕。我手心出汗，也出现了些许心悸的症状，随后我就想到了你跟那个人所说的方法。所以我想象着飞机爆炸了，我在云层中翻滚，朝地面冲去。在我完成这个幻想之前，我甚至平静地想起曾经谈判的一些业务。按照这个方法，我试了好几次，直到我设法在想象中把自己摔到地上。当飞机降落时，我很平静，并且享受着从飞机上俯视大地的美妙感觉。作为一个弗洛伊德主义者，我在训练和治疗方面都有着自己的习惯，我发现自己想要知道矛盾意向法无法触及的更深层次的

⊖　1 英里 =1609.344 米。——编者注

病理学。不过，我现在想知道的是，有没有比病态资源更深入的治疗性资源，资源基本上是属于全人类的，它们可以通过矛盾的意图释放出来。

咨询师达雷尔·伯内特（Darrell Burnett）报告了另一个案例，不是恐惧症，而是一例强迫症：

> 一名男子来到社区心理健康中心抱怨说，他必须在晚上睡觉前检查前门，甚至已经达到了两分钟内就要检查十次的程度。他说他曾徒劳地试图说服自己，但无济于事。我就让他数数看他在两分钟内能检查前门多少次，并试着创造新纪录！起初他认为这很愚蠢，但三天之后，他的强迫症状就消失了。

接下来是另一个案例的报告，我得感谢拉里·拉米雷斯（Larry Ramirez）提供了这个案例：

> 在我的咨询中经常帮助到我，并且使我能够最有效地进行工作的技术是矛盾意向法。例如，琳达·T是一名漂亮的19岁大学生，她的预约卡片上显示她在家中与父母有些问题。当我们坐下来时，我很明显地感觉到她非常紧张，说话有点

儿结结巴巴。按照自然反应，我会说"放松，这没什么"或者"放轻松，不要把事情看得那么重要"，但从过去的经验来看，我知道让她放松只会增加她的紧张感。所以，我做了相反的事情："琳达，我希望你尽可能地紧张，尽可能做些紧张的动作。""好的，"她说，"紧张对我来说很容易。"她开始握紧拳头，晃动双手，仿佛在颤抖一样。"很好，"我说，"但是试着更紧张些。"在这种情形下明显能感觉到一种幽默，她说："我真的很紧张，但我再也忍不住了。真奇怪，我越是紧张，就越紧张不起来。"在回顾这个案例时，我很清楚，使用矛盾意向法时，真正帮助到琳达的东西是幽默感，她开始意识到她首先是一个人，其次才是我的来访者。而且我首先也是一个人，其次才是她的咨询师。幽默最能使我们感受到自己的人性。

从穆罕默德·萨迪克（Mohammed Sadiq）的一篇论文中，幽默在实践"矛盾意向法"中的作用更加明显。

N是一位48岁的女士，被诊断患有歇斯底里症，身体总是发抖。她无法拿起一杯咖啡，因为她会颤抖着把咖啡一次次地洒到桌子上。她无法正常书写或拿着书来阅读。有一天，她从房间里走出来，坐在桌子的另一边，坐在我的面前，开始颤抖。当时周围没有其他病人，所以我决定以一种非常幽默的方式来使用矛盾意向法。

治疗师：我们来比赛好不好，N太太？比一比谁抖得更厉害。

病人（惊讶）：什么？

治疗师：我们来比比看谁能抖得更快，抖得更久，如何？

病人：你也受着这种发抖的折磨吗？

治疗师：不，我没有，不过我也可以抖，如果我想要的话。（说着我就开始抖了）

病人：啊！不是吧！你抖得比我还快！（试着加快自己的抖动并开始笑）

治疗师：再快点儿！N太太！再快点儿！

病人：我做不到。（她开始累了）停下停下，我抖不动了。（她站起来，走到休息室，给自己倒了杯咖啡。她把整杯咖啡都喝光了，没有一滴洒在地上。）

治疗师：挺好玩儿的，不是吗？

后来，每次当她开始抖的时候，我就会说："来吧，N太太，我们来比赛一下。"然后她就会说："好吧，会有用的。"

实际上，实践矛盾意向法，去做拉米雷斯和萨迪克所做的事情，调动和利用人类所拥有的幽默能力至关重要。A. A. 拉扎勒斯（A. A. Lazarus，1971）指出："弗兰克尔的矛盾意向程序中一个不可或缺的因素就是故意唤起幽默。"有一个病人，他总担心自己会出汗，后来治疗师要求他向观众展示真正的出汗是什么样子的，治疗师让他使劲出汗，达到可以把周围他所能接触到的东西都弄湿的程度。大卫·E. 拉斯金（David E. Raskin，1976）和扎韦尔·E. 克莱茵（Zanvel E. Klein，1976）提出了这样一个问题："想要使抱怨最小化，还有比去赞同它更有效的办法吗？"不过，我们不应该忘记幽默感是人类独有的能力，毕竟，只有人能够笑，而动物则不能。具体来说，幽默被视为人类特殊能力的一种表现形式，在意义疗法中被称为自我分离（Frankl，1966）。我们不需要再像洛伦茨（1967）所做的那样，为它未能在治疗中站稳脚跟而感到惋惜，他曾说："我们还没有认真地对幽默进行过足够的思考。"我敢说，自 1929 年以来，意义疗法治疗师们一直在做洛伦茨所说的事情。在这方面最值得注意的是，最近行为治疗师也开始认识到幽默的重要性。这里我想引用 I. 汉德（I. Hand，1974）等人所做的研究，他们通过真实情境的暴露有效治疗了慢性广场恐惧症患者，他们观察到："在这组患者身上，令人印象深刻的有效机制是幽默（参见弗兰克尔发表于 1960 年的矛盾意向法文章）。这是自发使用的，通常有助于克服困难。当整个小组受到惊吓时，就会有人用笑话来打破僵局，使小组内发出轻松的笑声。"

意义疗法认为，人类身上有两种现象，一种是自我分离的能力，另一种是自我超越的能力，此二者绝对是只有人类才有的现象（Frankl，1959）。因此，任何还原论者试图将其当作非人类现象并对它进行追根溯源的研究都是不会成功的。由于自我分离，人们能够开自己的玩笑，能够嘲笑自己，并嘲笑自己的恐惧。通过自我超越的能力，人们有能力忘记自己，奉献自己，并向外探求，找寻、实现自己存在的意义。可以肯定的是，人们在寻找意义的过程中也会感到沮丧，但这只能在人类层面上加以理解。坚持如戈登·奥尔波特（Gordon Allport，1960）所说的机器模型或大鼠模型的精神病学方法，等于放弃治疗的资源。毕竟，没有一台计算机能够嘲笑自己，也没有哪只老鼠能问自己它的存在是否有什么意义。

这种批评并不是否认学习理论概念和行为治疗方法的重要性。与行为疗法相比，意义疗法只是增加了一个维度——独特的人类维度，因此能够在人类维度仅有的可用资源上集中注意力。从这个角度来看，挪威心理学家比亚内·凯维豪格（Bjarne Kvilhaug，1963）的看法是很有道理的，他觉得意义疗法可能实现他所说的"行为疗法的人性化"。反过来，行为取向研究在经验上也证实了大部分意义疗法的治疗实践和理论。正如 W. 斯图尔特·阿格拉斯（W. Stewart Agras，1972）所看到的那样："矛盾意向法通过让病人故意体验其行为引起的可怕后果，而不是去避免焦虑，来有效地暴露出他们的恐惧情绪。因此，如果一个病人的恐惧症状是害怕独自走路时会昏迷过去，那么治疗师就会鼓励他试着晕倒，结果病人会发现他不但不会晕倒，还能够直面他的恐惧。"甚至在此观察之前，拉扎鲁斯（1971）就曾指出："当人们任由他们的预期焦虑爆发时，几乎总会出现相反的反应——他们最糟糕的焦虑消失了，当这种方法被多次使用后，他们的焦虑终会消失。"H. 迪林（H. Dilling，1971）、H. 罗斯菲尔特（H. Rosefeldt，1971）、G. 科克特（G. Kockott，1971）和 H. 海泽（H.

Heyse，1971）认为："运用矛盾意向法所得到的好的、有时非常快的效果可以按照学习理论的思路来理解。"[○]

L. I. 拉宾索恩（L. I. Lapinsohn，1971）甚至在神经生理学的基础上解释了矛盾意向法所获得的效果，这种解释与穆勒 - 海格曼（Muller-Hegemann，1963）所做的尝试一样合理，其定位基本上是反射性的。这符合我在1947年提出的对神经症的理解：

> **所有精神分析取向的心理治疗基本上都涉及**
> **揭示神经症反射调节的首次情形，即第一次出现**

○ 鉴于意义疗法和行为疗法之间有许多相似之处，我们不应该忽视或否认其间的差异。我跟伊丽莎白·贝多亚（Elizabeth Bedoya）说，需要向她借用一个故事，来说明意义疗法中矛盾意向技术与代表行为疗法的代币法之间的区别。故事如下："某某先生和他的夫人非常沮丧，因为他们9岁的儿子鲁迪每天晚上都尿床。他们向我父亲寻求帮助，告诉我父亲他们是如何打他、跟他谈心、羞辱他、不理他的，等等。但是他们所做的一切都不能让鲁迪停止尿床，甚至情况越来越糟糕。我的父亲告诉鲁迪，接下来只要他尿了床，他就会收到五美分。鲁迪许诺带我去看电影，还要给我买个棒棒糖，他知道他会赚到足够的钱。但是，在下一次的来访中，鲁迪报告说他只赚了两个五美分。他告诉我父亲他每晚都很努力地尿床，因为他想赚很多的钱。鲁迪非常难过，无法理解到底发生了什么，尿床这种事情他可是从来都没有失败过的！"

特定神经症状时的外在和内在状况。然而，正是这位作者的观点指出，形成已久的神经症不仅是由初次调节引起的，也是由二次调节引起的。反过来说，这种强化是由被称为预期焦虑的反馈机制引起的。因此，如果我们希望对条件反射进行重新调节，就必须解除由预期焦虑所引起的恶性循环，而这也正是我们的矛盾意向技术所做的工作。

行为治疗师不仅解释了矛盾意向法如何运作，还通过实验证明了它确实有效。L. J. 绍约姆（L. J. Solyom，1972）等人成功治疗了几位有 4 至 25 年强迫性神经症的慢性病患者。其中一人进行过 4 年半的精神分析，还有 4 人曾接受过电击治疗。治疗师们选择了两种症状，这些症状在患者身上的重要性和发生频率都大致相同，并且对其中一种症状使用了"矛盾意向法"，而作为对照的"控制组"没有接受治疗。虽然治疗期短（仅 6 周），但目标想法的改善率为 50%。"有些被治疗者后来报告说，在治疗后，他们可以成功地将矛盾意向法应用于其他强迫观念"。与此同时，"没有发现任何替代性症状的出现"。治疗师们得出结论：单独使用矛盾意向法，或者与其他治疗方法相结合，对某些强迫症患者来说，可能是一种相对快速的治疗手段。

事实上，关于矛盾意向法的资料中包括了不少这种用意义疗法技术与行为矫正技术相结合的案例，一些行为治疗师已经证明通过添加诸如矛盾意向法的意义疗法技术，可以增强行为疗法所获得的治疗效果。M. 雅各布斯（M. Jacobs，1972）引用了 K 夫人的案例，其中所使用的手法与这种折中主义是一致的，患者 15 年来遭受着严重的幽闭恐惧症的折磨：

> K 夫人的恐惧症从一开始的症状扩展到了乘坐飞机、电梯、火车、公共汽车以及去电影院、餐馆、剧院、百货商店和其他封闭的狭窄空间……自发病以来，这个问题让她变得虚弱不堪。她居住在英国，是一名演员，经常需要飞到国外，在各个舞台和电视台上表演……当时她在离开南非（她正在度假的地方）返回英国的前 8 天接受了治疗，然后返回英国……她担心自己会窒息而亡……接着治疗师就教导她使用思维中止技术，并告诉她可以用它来阻止任何"灾难性的想法"。随后又引入了弗兰克尔的矛盾意向

技术，以进一步纠正她对恐惧症的认知和行为反应。治疗师告诉她，每当她开始对恐惧情绪感到焦虑时，不要试图打压和控制困扰她的症状和想法，她需要对自己说："我知道我没有任何身体上的问题，只是过于紧张和过度换气而已，事实上我想通过让这些症状变得尽可能明显来证明这一点。"治疗师告诉她，当她出现"当场窒息"或死亡的感受时，她需要试着夸大自己的身体症状。然后我教会她简短版本的雅各布森渐进式放松法，告诉她要练习在恐惧情境中用它来保持冷静，但强调不要太努力地放松或对抗紧张。在放松的同时，开始进行脱敏治疗……在她离开诊室之前，我指示她寻找以前所有会引起恐惧的情境，例如乘坐电梯，去拥挤的商店、电影院、餐馆等。最初会要求她与她的丈夫一起去这些情境中试验，然后是她自己单独面对，去那些让她恐惧的地方并做下面这种练习：按照教导的方式放松，如果她过度换气，就屏住呼吸，告诉自己让它来吧，"我不在乎，我能处理它，让它达到最坏的程度，我想要证明没有任何事情会发生"……两天后她回来复诊，说自己已经执行了治疗师的指示，她去了电影院和餐馆，并无数次乘了电梯，她还乘坐过几辆公共汽车。而且就在4天后，我们又见了一次，随后她就乘飞机前往英国。她保持着目前所取得的进展，并且对她即将出发的飞行没有任何预期焦虑。她说她一直试着乘电梯，坐公共汽车，去拥挤的商店、餐馆和电影院等，没有出现任何焦虑或恐惧，她的丈夫证实了她所说的这一切……后来，她写信给我。这封信在寄出的两周后我才收到，她在信中说，她已经离开了南非，在回家的路上没有遇到任何困难，她已经完全摆脱了恐惧症，回家后也一直乘坐伦敦的地铁，这是她已经很多年没有做过的事情了。在她结束治疗后的 15 个月，我碰到了K 夫人和她的丈夫。两人都告诉我，她完全没有再出现以前的症状。

雅各布斯还描述了另一位患者的症状，他是强迫症而不是恐惧症患者。T 先生，患有恼人的强迫性神经症已经12 年了。他尝试过各种治疗方法，包括精神分析治疗和电休克治疗，都未能起到什么效果。

他曾在过去的7年中对窒息产生了一种强迫感和恐惧感，他发现自己很难吃或喝什么东西，因为他会变得非常焦虑，并试图强迫自己吞咽，甚至产生了一种癔球症（globus hystericus）的状态。他还发现自己很难过马路，因为他觉得自己可能会在中途窒息……然后治疗师指示他刻意去做他所担心的事情，以及他想要避免的强迫行为，直到它们不再困扰他为止……治疗师还要求他在进食、饮酒或过马路时练习放松。治疗师使用矛盾意向技术，给了他一杯水，并让他尽可能在喝水时让自己窒息，这是他无法做到的。治疗师还指示他每天至少要窒息3次……接下来的几次咨询中集中进行了进一步减少焦虑的技术教学，并使用了矛盾意向技术……在第12次治疗时，他以前的强迫症状完全消失了。

还有一个病人：

薇姬是一名高中三年级学生，来到我的咨询办公室，她哭着说她的演讲这门课要不及格了，尽管她在其他课程中都能获得A的成绩。我问她为什么这么害怕，知不知道自己为什么这么害怕。她说，当她每次站起来进行演讲时，她都会越来越害怕，甚至无法说出任何话来，有时觉得连站在课堂上都无法做到。她有许多预期焦虑的迹象。于是我建议她进行角色扮演，她是演讲者，我是观众。我们进行了 3 天的角色扮演，这期间我都会使用行为矫正技术，对她进行积极强化。为她设定的积极强化物是，在她第一次在课堂上成功演讲后，就可以不再住校——这是她非常想要的。在做完这些练习的第二天，她还是没办法在课堂上进行演讲，又来到我的办公室哭泣。由于行为矫正方法失败了，我尝试了矛盾意向法。我坚定地告诉薇姬，明天她会向全班同学展示她是多么害怕，她要尽可能地哭泣、发抖和出汗，我给她演示了一遍。在演讲中，她想要证明自己是多么害怕，却没能做到。相反，她那天做了一次演讲，最终她的老师给了她一个 A。

还有一位高中辅导员芭芭拉·W. 马丁（Barbara W. Martin），她"先是使用了行为矫正技术，后来发现意义疗法更有效，更有助于高中生的心理辅导"。奥尔良教区监狱康复部的米尔顿·E. 伯格拉斯（Milton E. Burglass）甚至制定了一个 72 小时治疗咨询的实验方案。他将受试者分成了 4 个组，每组 16 名。一组被选为对照组，不接受任何治疗；一组被分配给接受过弗洛伊德学派的精神分析训练的治疗师；一组被分配给接受过行为或学习治疗训练的心理学家；一组被分配给接受过意义疗法培训的治疗师。治疗后的访谈显示，受试者对弗洛伊德式的治疗普遍不满，对行为治疗的态度无动于衷，而对在意义疗法中获益有着积极的评价。

在行为主义取向疗法中行得通的结合治疗，在精神动力取向疗法中同样行得通。一些精神分析学家不仅使用矛盾意向法，还试图用弗洛伊德的术语来理解它的作用。最近，唐纳德·桑托·哈林顿（Donald Szantho Harrington）在一篇未发表的论文中表达了他的看法，他认为矛盾意向法会有意识地启动 O. 费尼切尔（O. Fenichel）所描述的逆恐（counterphobic）防御机制。在精神分析的模型中，矛盾意向法可以理解为：通过让来访者启动需要较少心理能耗的防御机制来应对现实，而不是以恐惧症或强迫症的方式。每次成功应用矛盾意向法后，本我冲动会得到满足，超我会成为自我的盟友，而自我本身就会获得力量并变得不那么受限制。这将导致焦虑的减少和症状的减弱。

不仅精神分析师和行为治疗师使用矛盾意向法，还有精神科医生将其与精神科治疗中的建议法相结合。G. J. F. 布里格斯（G. J. F. Briggs，1970）在皇家医学会的一次会议上报告了这方面的例子：

> 有人请我去给一个来自利物浦患有口吃的年轻人看病，这个年轻人的职业是教师——很显然，口吃会妨碍教学。他最大的恐惧和担忧就是他的口吃，每当他不得不说点儿什么的时候，就会经历精神上的痛苦。他以前在讲话之前常常将他要说的内容在心里先预演一遍，然后才能试着说出来。

> 他会很容易进入一种惊恐的尴尬状态。按照正常的逻辑，如果这个年轻人能去做一些以前他害怕做的事情，可能会有作用。我记得最近刚读到维克多·E. 弗兰克尔的一篇文章，内容便是矛盾意向法。然后我向他提出了这个建议："请你在本周末走出家门，向人们展示你是怎样一个快乐善良的口吃患者。而这次你还是会很失败，就

像之前的失败一样，你会一直没有办法流利地讲话。"他在接下来的一周又来了，显得很高兴，因为他的讲话明显好多了。他说："你知道发生了什么吗？我和一些朋友一起去了一家酒吧，其中一个人对我说，我以为你是个口吃患者，我说我之前的确是，但那又怎样？！"效果非常棒！我不觉得这是自己的功劳。如果要说功劳，不考虑病人自身的话，只能归功于维克多·E.弗兰克尔，而不是其他任何人。

布里格斯将矛盾意向法与暗示法进行了结合，但无论如何，治疗过程中总是没办法完全消除暗示。将矛盾意向法的治疗成功仅仅视为暗示的效果是错误的。以下的报告是另一个口吃案例，可能会对这个问题有所启发。它是由杜肯大学的一名学生所写：

> 17年来，我口吃得非常厉害，有时根本说不了话。我求助过许多语言治疗师，但都没什么效果。我的一位老师让我看你的书《活出生命的意义》，当时是作为一门课程的阅读材料推荐给我的。我读了这本书，然后决定自己试试矛盾意

向法。第一次尝试之后，发现效果非常棒——口
吃没了。接着，我列出自己通常会口吃的其他情
形，再次应用了矛盾意向法，并成功地缓解了那
些情形下的口吃。针对其中几种情形，我停止了
矛盾意向法的练习，口吃迅速恢复了原样。这是
一个明确的证据，证明我口吃的缓解的确是由于
矛盾意向法的有效使用。

矛盾意向法甚至可能在消极暗示的情况下有效，也
就是说，当患者"不相信"治疗方法的有效性时也可起
效。例如，下面这个由社会工作者亚伯拉罕·皮努穆泰尔
（Abraham Pynummootil）所做的报告：

一名年轻男子带着严重的眨眼问题来到我的
办公室。每当他不得不和别人说话时，就会快速
地眨眼睛。有人问他为什么这样做，他便开始担
心这个问题了。我建议他找精神分析师做咨询。
经过几个小时的咨询，他回来说，精神分析师找
不到他的问题的原因，帮不了他。我告诉他，下
次当你和某人说话时，请尽可能快地眨眼睛，并
尽可能快地向那个人展示你真的可以快速眨眼

睛。他对我说"你一定是疯了"，因为他觉得真这样做的话，他会更加强化眨眼的习惯而不是摆脱它，所以他气冲冲地走出了我的房间。接下来的几周我都没有再听到他的消息或者碰见他。之后有一天，他又来了。这一次他很开心，告诉我最近都发生了什么。由于不觉得我的建议有什么用，他几天都没想到过我说的话。在这段时间里，他的问题变得更糟了，几乎就要精神错乱。有一天晚上他睡觉时，突然想到了我的建议，然后对自己说："我已经尝试了所有我知道的方法，但是都失败了。为什么不试试那个社工的建议呢？"于是第二天，在他遇到第一个人时，他就做了第一次尝试，那是他的一个好朋友。他告诉朋友，当他说话时，会尽可能多地眨眼睛。但令人惊奇的是，在这段交谈中他根本无法眨眼睛。从那时起，他的眨眼习惯就变得正常了。几周之后，他甚至根本不会再去考虑自己是否会眨眼这个事情了。

弗里德里希·M. 贝内迪克特（Friedrich M. Benedikt, 1968）为成功接受矛盾意向法治疗的患者提供了一系列测试，以评估他们对暗示的敏感性。事实证明，他们比平均测试水平更不容易受到暗示的影响。而且，有许多患者开始使用矛盾意向法时，都坚信它不会有什么作用，但最终却成功了。之所以能有成效，并不是因为暗示，而是不管在这个过程中有没有暗示，矛盾意向法都会有效。我从我的另一位读者那里收到了以下这一报告，可以作为此观点的证据：

> 我在阅读《活出生命的意义》两天后，遇到了一件事情，它给了我一个测试意义疗法有效性的机会。那是马丁·布伯研讨班的第一次会议，我发言说自己不同意迄今为止各位所表达的观点。在我说这些话的时候，我开始大量出汗。当我意识到自己出汗过多的时候，我感到更加焦虑，其他人也看到了我出汗，这更加让我汗流浃背。我当时立即回忆起书上那位咨询过您的医生。弗兰克尔博士，因为害怕出汗，我想，"我遇到了和书上类似的情况"。当时的我对心理治疗，特别是意义疗法一直持怀疑态度。在这种前提下，我确定那是一种做试验的理想状态，随即开始了对意义疗法的尝试。我记得您给那名医生提的建议，当场决定故意向那些人展示我多么容

易出汗，我在思绪中反复呼喊，因为我要继续表达对那个主题的想法："再多一些！再多一些！再多一些！向这些人展示你能流多少汗，告诉他们！"在使用矛盾意向法后的两三秒内，我在心里笑了起来，接着汗水开始从我的皮肤上消失。我对结果感到惊讶，因为我并不相信意义疗法会起作用，而且那么快！我再次在心里对自己说："天哪！弗兰克尔博士真的在这方面很有作为！无论我怎么怀疑，实际上意义疗法都起效了。"⊖

即使在课堂的教学环境中，矛盾意向法也可以成功地运用在儿童身上。下面我引用了小学教师保利娜·弗内斯（Pauline Furness）的案例，她同时是学校的一名咨询师。

11岁的利比经常会盯着其他孩子看。这些孩子向利比抱怨，向她提出威胁，都无济于事。利比的老师H老师提醒，利比必须停止盯着别人。老师尝试过行为矫正技术、隔离、惩罚和一对一辅导，但利比的症状更糟了。H老师是所有

⊖ L. M. 阿舍尔（L. M. Ascher）曾经指出，"即使来访者的期望与技术的运作相反，矛盾意向法也是可以起效的"。

人里面最能帮到利比的了，于是我与她一起制订了一个计划。第二天上学前，她到利比的房间对她说："利比，今天我要你盯着安、理查德和路易斯。你一个一个地轮流盯着，每个人15分钟，要盯着他们一整天。如果你忘了，我会提醒你。除此之外没有其他的课堂作业，你只需要盯着他们。怎么样?"利比疑惑地看着H老师："但……但是，H老师，这听起来很傻。""一点儿都不傻，利比，我很认真的。"H老师回答。"看起来很傻。"利比说，随后微微一笑。这时，H老师咧嘴笑了起来："这看起来确实很荒谬，不是吗? 想试一试吗?"利比脸红了。H老师向她解释说："如果我们强迫自己去做一些我们不想做的事情，就会打破之前的一些习惯。"开始上课时，当所有人都坐下来，H老师给了利比一个信号。利比看了一下H老师，然后走近她并向她恳求："我就是做不到!""哦，"H老师说，"好好再试一次。"

直到那天放学，利比盯着别人看的动作再也没有出现，H老师和利比都很开心。后来连续8天，H老师每天早上都向利比私下里提出这个问题："今天想盯着别人看吗？"得到的回答总是"不要"。利比再也没有回到她盯着别人看的行为模式中。她为自己的成就感到自豪，后来她问H小姐是否注意到自己盯人的行为已经停止了。H老师说她当然看到了，并对利比表示祝贺。在我们关于利比的最后一次顾问督导中，H老师向我报告说，利比已经获得了许多同学的认可，在自我意象方面也有很大改善。"我喜欢用矛盾意向法，因为它提供了一个主题：让我们不要把生活太当回事，让我们从问题中解脱出来。如果我们能站在一边偷看它们并嘲笑它们，它们就会消失，噗！我经常对孩子们说这个，然后他们可以捕捉到开玩笑的意味。"H老师说道。

我们可以说，她抓住了这一技术的精髓，矛盾意向法实际上取决于人类的自我分离能力。

写这些案例并不是为了表示矛盾意向法在每种情况下都有效，或者让人觉得很容易起效。无论是矛盾意向法还是其他意义疗法，都不是万能的——万灵丹在心理治疗领域根本就不存在。然而，矛盾意向法可能对严重及慢性病

例，对老年和儿童患者都有效。在这方面，K. 科曹雷克
（K. Kocourek, 1959）、K. E. 尼鲍尔（K. E. Niebauer,
1959）、保罗·波拉克（Paul Polak, 1959）、汉斯·格
尔茨（Hans Gerz, 1962, 1966）、拉尔夫·G. 维克多
（Ralph G. Victor, 1967）和卡罗琳·M. 克鲁格（Carolyn
M. Krug, 1967）都发表了大量研究成果。尼鲍尔报告的
病例是一名 65 岁的女性，她患有洗手强迫症 60 年；格尔
茨治疗了一位有 24 年恐惧神经症病史的女性患者；维克多
和克鲁格接手的是一个持续了 20 年的强迫性赌博案例。即
使在这么严重的病况下，矛盾意向法也获得了成功。可以
肯定的是，在这些情况下，只有牺牲治疗师的全部时间和
精力并且参与其中才能获得成功。关于科曹雷克治疗的一
位强迫症律师的报告详细说明了这一点，该报告由弗里德
里希·M. 贝内迪克特（Friedrich M. Benedikt）发表，并
成为他在慕尼黑大学医学院的学位论文的一部分[一]。

　　这一案例的主角是一名 41 岁的律师，由于
他的强迫性神经症，他提前退休了。他的父亲患

─────────────

㊀ 感谢加利福尼亚大学伯克利分校意义疗法研究所所长约瑟
　　夫·B. 法布里（Joseph B. Fabry）博士将此报告从德语翻
　　译成英语。

有一种细菌恐惧症，可能表明他的患病有着遗传方面的原因。⊖当他还是个孩子时，常常用肘部去开门，因为害怕门锁可能受到污染（欧洲的门锁都是手柄，必须往下按，不像美国那样是可以旋转的门把手）。他过分关注清洁，避免与其他孩子接触，因为他们可能是病菌携带者。在小学和中学时期，他一直处于受孤立的状态。他很害羞，同学们总嘲笑他，因为他总是十分畏缩。他回忆起自己患病的第一个症状，1938年，有一天晚上回家，他发现自己读一张明信片读了6次："我如果没有看着它，心里就不能平静。"晚上，他觉得有必要读书，直到"一切都井然有序"。他避免食用来自落后国家的香蕉，因为觉得这些香蕉与暗藏的细菌有关，尤其是麻风病的病菌。1939年，他开始出现"耶稣受难日狂热"症状，他害怕自己可能在不知不觉中吃了肉，或者违反其他一些宗教禁忌。读高中时，他在与别人讨论康德的《纯粹理性批判》时，接触到的思想是这

⊖ 我赞同海斯（1972）的观点，即"遗传易感性几乎是一个必要条件"，至少就严重的病例而言。

　第一部分　意义疗法

个世界可能并不真实。

"这句话对我来说是真正决定性的打击，其他一切都只是前奏而已。"他抱怨道。这成了他强迫症的中心主题。他开始担心要把每件事都"百分之百"[○]地做得正确。他不断地按照严格的仪式寻找自己的良心，他说："我建立了一种形式体系，我仍然需要遵守它。"他不得不绕一大圈，绕开每一个十字架，生怕触碰到神圣的东西。他开始重复某些短语，例如"我没有做错任何事"，以逃避惩罚。在战争期间，他的症状有所减退。他的同伴们嘲笑他不跟他们一起去妓院。他对性的知识一直保持在非常天真的状态。

一个女孩告诉他，他有些不对劲，因为他缺乏男性应有的攻击性。他有过一些可认为是成功的精神分析和催眠治疗，因为在那之后他实现了勃起。然而，这些治疗并没有使他的强迫症症状消失。1949 年他结婚了。他重新回来治疗后，最初关于性的治疗效果消失了。那时他已经完成学

○ 对于"百分之百"作为强迫性人格结构的构成特征，参见我 1955 年的文章。

业并从大学毕业。他曾在警察部门工作，后来又在财政部工作，但因为工作效率低下而失去了这些工作机会。他再次咨询医生，但他的症状并没有改善，不过后来又找到了一份在铁路上的工作。在此期间，他不允许女儿靠近他，因为他害怕自己可能会虐待她。自1953年以来，他的强迫症症状有所恶化。1956年，他读到了一篇报道，说的是一位患有精神分裂症的护士掏出了自己的眼球，他开始害怕会对自己或孩子做同样的事情。他说："我越是与这一想法搏斗，情况就越糟糕。"数字对于他来说具有重要意义。晚上，他觉得必须把三个橘子放在桌子上，否则他将完全无法休息。他再次换了工作。1960年他接受了一名心理学家的治疗，但没什么效果。1961年他又尝试了顺势疗法和针灸治疗，但都失败了。1962年，他进了精神病院，在被诊断为精神分裂症后接受了45次胰岛素休克治疗。在他被解雇之后的那天晚上，出现了一次崩溃，"一切都不真实"这一想法彻底压垮了他。"从那天开始，"他说，"这一中心主题一直威胁着我，使我陷入深深的麻烦。"随后他出国接受治疗。1963年，他接受了工作疗法，而且认为至少部分是有效的。在那一年，他换了20份工作，包括导游、票务代理和打印机助手等。但是，从1964年起，他的强迫症症状变得更严重了，根本没有办法继续工作。在此期间，他最常出现的想法是"我可能已经挖出了某个人的眼球，每次在街道上遇到一个人，我就必须转过身来，以确保我刚才没有这样做"。他的病让家人无法忍受。他被诊断为"严重的强迫性神经症"并被送到综合医院（Poliklinik）。他在医院经过检查，没被发现有器质性问题，对他进行药物治疗可以使他平静下来。开始进行心理治疗的第一天，病人不安、紧张，不停地看着门，看他是否挖出了哪个人的眼球。当有孩子经过耳鼻喉科诊门时，他都会绕着这些孩子转一大圈。他不断地通过某些"仪式性"动作来确保自己没有伤到任何人。他一直瞪大眼睛看着自己的手，害怕它们可能挖出眼球，以至于他眼里的玻璃体液都干掉了。第二天，医生对他开始了长时间的一般性讨论，在整个治疗期间，科曹雷克医生持续致力于对患者的内疚感进行研究，还有他与母亲、妻子和孩子的关系，他不断变换的工作，他对"一切都不真实"这一想法的痴迷，等等。病人担心自己最终会被送进精神病院，或者他会被疯狂所驱使而开始攻击儿童，然后被定性为一个"疯子"并被关起来。科曹雷克医生向他解释了强迫行为和强迫性想法之间的区别，并向他指出，正是由于他的病，他无法伤害任何人。他的病是一种强迫性神经症，会确保他不会犯下他所想的罪行，即他非常害怕自己可能会挖出别人的眼球，这正是他无法执行这一强迫性想法的原因。第四天，他似乎感觉比之前更加平静和放松。第五天，他说他不确定自己是否正确理解了这一切，于是一次又一次地要求科曹雷克医生保证他的解释在全世界和任何时候都是有效的。第六至十天，与他的对话继续进行，他问了许多问题，这些问题都得到了详细的回答，他似乎没有前几天那么焦虑了。第十一天，矛盾意向法最重要的一点是向患者解释：不是要压抑自己的思想，而是要让思想在自己身上充分展现出来；尽情地想它们不会导致他所担心的行为。他应该试图用嘲讽或者幽默的态度来面对他的那些想法，之后他将不再害怕他的强迫性想法，如果不与它们作斗争，它们就会自动消失。无论他担心什么，他都应该真正地去做那些事情，作为一个强迫性神经症患者，他可以做到。科曹雷克医生将对他所做的任何事情负责。第十五天，他更加积极地开始配合治疗，并在科曹雷克医生的陪同下，赫尔·H（这个病人）走进医院，在真实情境下实践矛盾意向法。

一开始，医生指示他说出一些话，例如："好吧，现在我们去掏别人的眼球！首先，我将把病房里所有病人的眼球都挖出来，然后找到那些医生，最后是那些护士。只挖一次是不够的，每只眼球我都会对着它挖五次。这些人在这里遇到我之后，离开时必定都已成了瞎子。这里的那些清洁女工，她们总得有些什么事情做，对吧？那就这样，把满地的眼球留给她们清理。"或者另一组话语："啊，这儿有一名护士，我可以把她的眼球挖出来。在一楼有很多来找她的人，我可以有好多事情做。这是一个挖很多人眼球的好机会！他们中有一些大人物，把他们的眼球挖出来会很有价值……在我挖完之后，除了瞎子之外，将不会留下其他任何东西！……"这些话语在变化中被实践并应用于每一个强迫性想法中。

在这些练习中，科曹雷克医生需要亲自与病人一起做这些事情，因为一开始病人会表现出极大的抵抗。他担心自己仍然有可能成为强迫性想法的牺牲品，而且，他并不真的相信这种方法会有什么作用。只有在科曹雷克医生告诉他该怎么做之后，病人才会同意合作。他重复了医生让他去说的话，并在医院里练习了"一种有趣的行走方式"。后来他承认，他真的很享受。在这些初步练习之后，他被送回自己的房间并被要求继续练习矛盾意向法。那天下午，羞涩的笑容第一次掠过他紧闭的嘴唇，他说道："我第一次感到我的想法真的很傻！"在第二十天，他表示自己现在可以毫无困难地应用该方法。从这时开始，医生让他自己练习矛盾意向技巧，只不过是通过提前思考来预防他的强迫性想法，而不是在遇到某个人、开始想挖对方的眼球时。在接下来的几天里，他继续练习，但科曹雷克医生仍在帮助他。他练习的范围扩展到耳鼻喉诊所的孩子，医生鼓励他以某种借口去诊所，并自相矛盾地说："好吧，现在我要去弄瞎几个孩子，这是我完成每日任务的时候了。但我不会做任何事情，尤其不会对我的强迫性想法做任何事情。"或者说："我必须有很多强迫性的想法。它们会给我一个个练习矛盾意向技巧的机会，所以当我能够再次回家时，我已做好了充分的准备。"第二十五天，他告诉科曹雷克医生，他在医院里几乎已经没有任何强迫性的想法了，无论是对成人还是对孩子。有时他甚至会忘记使用矛盾意向法。当他的脑海中确实出现一个强迫性想法时，那种想法也不再能够吓到他了。他先前一直摆脱不掉的"一切都不真实"的想法也遭到了矛盾意向法的打击。

他的练习语是："好吧，所以我生活在一个虚幻的世界里。这里的桌子不是真的，医生也不是真的，即使这样，这个'不真实的'世界也不失为一个生活的好地方。顺便说一句，我的这一切想法都证明了我真的在这里。如果我不是真实的，我就不可能进行着这样的思考。"在第二十八天，医生第一次允许他离开医院。他很害怕，因为他不觉得自己可以在医院外使用那些话语。医生建议他以这种方式表达他的想法："所以我现在出去，会在街上引起灾难。我会在医院外面掏眼球。我会掏出每一个人的每一只眼球，没有人能躲开我的袭击。"他带着极大的疑虑离开了医院。回来后，他高兴地报告说他成功了。尽管他感到忧虑，但他能够使用所学的话语。和他在医院的经历不一样的是，在街上他确实有过强迫性的想法，但它们并没有吓到他。在一个小时的行走中，他只转身过两次。在他转身时，曾想过自己没有及时使用矛盾意向法。

他在第三十二天的报告中说："我几乎没有再出现过于强迫性的想法，如果有，它们也影响不了我。"在第三十五天，他被送回家并以定期复诊的方式继续他的治疗。他在离开医院时的状况是这样的：在医院里，他不再有更多的强迫性想法；在街上散步时仍然会有一些，但他已经学会自己制定话语来对付它们。强迫性想法不再是他日常工作中的障碍，他很快找到了一份愿意接受他的工作。在前两周，赫尔·H每天都会去找科曹雷克医生报告他的情况，并接受一些建议。之后他的复诊周期变为每周三次，4个月后变为每周一次。再后来他只是不定期地继续着他的治疗。他很好地适应了他的新工作（他的老板对他的表现很满意），而且能够每天练习矛盾意向技巧。工作期间，他几乎没有注意到任何强迫性的想法，它们只是在他过度疲劳时才会出现。在复活节前不久，即治疗的第五个月，他对耶稣受难日产生了焦虑，担心在那天他可能会在不知情的状况下吃肉。他与科曹雷克医生讨论了即将发生的情况，他们一起设计了如下措辞："我要喝下大量的汤，里面有肉，我看不到它，但是，作为一个强迫性神经症患者，我肯定它在那里。对我来说，喝这样的汤不是罪过，而是治疗。"之后的一周，他报告说他在复活节期间没有遇到任何麻烦，他甚至不再需要矛盾意向法。

　　可是在治疗的第六个月，他复发了，强迫

性的想法又回来了，于是他再次使用了矛盾意向法。在那之后的两周，他恢复了自我控制，不再出现任何强迫性的想法。他确实偶尔会复发，但在一些治疗过程中可以得到很好的处理。科曹雷克医生建议他在非常担心情况会变得更糟的时候，立即找自己商量。在第七个月，他声称自己的强迫性想法已经消失得无影无踪，只有在他承受压力或身体疲惫时才会出现。在一个周末，他找到了一份导游工作，这是他喜欢的工作。在一次旅行后——他多年来第一次踏足维也纳以外的土地——他报告说这是一次巨大的成功。"我现在可以掌控所有的情况了，"他说，"我的想法不再能困扰我了。"在第七个月月末，他继续和家人一起度假，可以毫不费力地度过那段时光。之后的 3 个月，他再没有出现在科曹雷克医生的诊疗室。正如他后来解释的那样，他感觉良好，不再需要任何医生。他认为自己没有必要在那段时间里使用矛盾意向法。在这 3 个月的时间里，他一直没有强迫性的想法。"这是前所未有的。"他说。虽然有时会出现强迫性观念，但他不再感到会被迫采取行动。他还学会了平静地对出现的强迫性想法做出反应，它们不再影响他的日常生活。治疗的成功可以从如下事实中看出：赫尔·H出院后持续工作了整整 14 个月，并且中途没有换过工作。

在强迫性神经症中通过矛盾意向法所获得的效果必须参照如下事实进行评估："强迫症的预后可能比其他神经系统疾病的预后更差。""最近一篇对 12 项研究进行总结的文章显示，来自七个不同国家的关于强迫性神经症的研究结果发现，有 50% 的患者未有改善（Yates，1970）。"（Solyom et al.，1972）8 份关于强迫性神经症行为治疗的研究报告称，只有 "46% 的已发表病例可以被认为处于改善状态"（Solyom et al.，1972）。

最后强调一点，人们长期以来都认为，矛盾意向技术有助于治疗失眠症。在此我想引用另一个案例，其中萨迪克使用这项技术为一位已对安眠药产生依赖的 54 岁女性进行了治疗。一天晚上 10 点左右，她从房间里出来，随后和治疗师进行了以下对话：

病人：可以给我开点儿安眠药吗？

治疗师：不好意思，今天没办法给你安眠药了，我们的药用完了，而且晚上忘记进货了。

病人：喔，那我怎么睡觉？

治疗师：嗯……我想你今晚需要试试在没吃药的情况下睡觉。（她走进自己的房间，一直躺在床上约 2 个小时，然后又出来了。）

病人：我真的睡不着。

治疗师：嗯……那么你为什么不回到房间里，躺下，然后试着不要睡觉呢？让我们看看你是不是能够保持一整晚都不睡觉。

病人：我觉得我是疯掉了，可现在看起来你也疯掉了。

治疗师：有时候疯一下也挺好玩的，不是吗？

病人：你认真的？

治疗师：嗯？

病人：让我别睡觉。

治疗师：当然是真的。去试试看。看看你是不是能够坚持一整晚不睡觉，我会在每次巡房时就叫你一次来帮你保持清醒，如何？

病人：行。

"那天早上，"萨迪克总结道，"我去叫她吃早餐的时候，她还在睡觉。"在这种情形下，我想到的是以下这件事，杰伊·黑利（Jay Haley，1963）曾讲过一个故事："在一次催眠课上，一个年轻人对米尔顿·H.艾瑞克森（Milton H. Eriksson）博士说：'你或许可以催眠其他人，但你催眠不了我！'艾瑞克森博士邀请他到台上来，让他坐下，然后对他说：'我希望你保持清醒，更广泛的清醒，比广泛……更广泛的清醒，更广泛……更广泛的清醒。'随后那个人就迅速进入了深度催眠状态。"

尽管矛盾意向法解决了这一失眠问题，但如果失眠症患者不了解一个已确定的事实，即身体会为自己提供真正需要的最小睡眠量，他可能会犹豫是否应该继续使用它。所以患者不必担心，可以放心地使用矛盾意向法，换句话说，为了让变化能够发生，患者应该希望拥有一个不眠之夜。

R.W.梅德利科特（R. W. Medlicott，1969）使用矛盾意向法不仅改善了患者的睡眠，还影响了他们的梦。他报告说，自己在恐惧症病例中特别使用了这项技术，并发现它对精神分析取向的精神科医生非常有帮助。然而，最引人注目的是："根据几年前于《跨文化精神病学》杂志上报道的非洲某部落的做法，试着将这一原理应用于噩梦。该患者的病情在医院有了很大的改善，她一开始是因为严重的抑郁神经症被送到医院的。医生鼓励她练习矛盾意向技巧，最终的结果是，她能够回家了，而且担负起了自己的责任，并有效地面对她的焦虑。然而，一段时间后她又回到医院，抱怨她的睡眠受到噩梦的干扰，经常梦见有人追着她并对她开枪，或者拿刀追杀她。她的丈夫经常被她的尖叫声吵醒，然后不得不摇醒她。医生指示她以后一定要把这些梦继续做下去，站在那里被枪杀或者被刀刺杀，并且告诉她的丈夫，如果她发出尖叫，在任何情况下都不要叫醒她。下次我再见到她时，她告诉我说没有再做噩梦了，虽然她的丈夫抱怨说她常在睡梦中笑了起来。"

在某些情况下，即使有幻听等精神病的表现，也可以尝试矛盾意向法。以下内容引自萨迪克的论文：

弗雷德里克是一名 24 岁的精神分裂症患者，他的主要症状是幻听。他听到了嘲笑自己的声音，他感到被别人威胁。当我跟他谈话时，他已在医院里待了 10 天。弗雷德里克凌晨 2 点左右走出他的房间，抱怨说他睡不着，因为那些声音不让他睡觉。

病人：我睡不着，能给我些安眠药吗？

治疗师：你为什么不睡觉？有什么东西困扰你吗？

病人：是的，我听到有些声音在取笑我，我没办法摆脱它们。

治疗师：嗯，你有没有和你的医生讨论过这些问题？

病人：他让我不要理会它们，但我做不到。

治疗师：你有没有试过把注意力放到它们身上？

病人：这些天我一直在努力，但似乎没什么用。

治疗师：你想不想做一些不一样的尝试？

病人：什么意思？

治疗师：去躺在你的床上，尽可能地注意这些声音，不要让它们停下来。试着听到越来越多的声音。

病人：你开玩笑的吧？

治疗师：我没开玩笑。你为什么不试着好好享受一下这些鬼东西呢？

病人：可是医生……

治疗师：试一下？

于是他决定尝试一下，大约 45 分钟后，我去他的病房查看，他睡着了。早上我问他昨晚是怎么睡着的。"哦，我睡得很好。"他原话就是这么说的。我问他是否听了很长时间那些声音，而他说："我不知道，昨晚我很快就睡着了。"

这个案例让我想起了 J. 休伯（J. Huber, 1968）访问过的一家精神病院，该医院的信条是："与痛苦共存，而不是抱怨它、分析它或者试图避免它。"在这种背景下，他提到了一个病情已经十分严重的患者的案例：

> 她的主要症状是总看到一些蛇在她身体上爬行，她对此十分恐惧。好几位专家都曾为她做过治疗，包括了医生、心理学家和精神病学家，但没能帮到她。最后，有人带了一位精神病学家过去。他只在她的房间里待了 5 分钟。"你有什么困扰？"他问。"很多蛇爬过我的身体，很可怕。"患者回答道。那位精神病学家想了一下，然后说："我现在必须离开，但我会在一周内回来看你。我走了之后，你要仔细观察那些蛇，这样当我回来时，你就能够准确地向我描述它们的动作。" 7 天之后，他回来了，发现患者正在做她该做的事情，她已经恢复到生病前的状态。他向她致意，然后问："你有没有听从我的指示？""有，"

她回答说，"我把所有注意力都集中在蛇的身上了。可是，唉，我再也看不到它们了。因为当我仔细观察它们时，它们就消失了。"

如果矛盾意向法本身就具备一定的价值，那么它在很久以前就已经被人发现，这就一点儿都不奇怪，它也会一次又一次地重新被人发现并应用于实践。意义疗法必须使其成为一种科学上可接受的方法。然而，关于方法论，应该指出的是，在那些已经成功应用了矛盾意向法并随后发表了他们的技术经验的医生中，有许多人从未接受过任何关于意义疗法的正式培训，也从未观看过意义疗法治疗师的操作，甚至没有看过任何课堂示范，他们仅仅从该领域的文献中学到了这一方法。我们可以从以下的摘录中，看到人们通过阅读介绍意义疗法的相关书籍，通过自己实践矛盾意向法而从中受益。这部分内容引自另一封来信：

5个月来，我一直在芝加哥寻找有关矛盾意向法的信息。我先是通过您的书《我们活着的理由》了解过您所说的方法。从那时起，我给不同的地方打了很多电话。我在我们的《芝加哥论坛报》上发出了一则广告（"想知道有没有人懂得矛盾意向法，或者因广场恐惧症接受过矛盾意向法治疗……"），广告持续了一周时间，未收到任何回复。那么为什么我还在试图找到更多关于矛盾意向法的内容呢？因为在这段时间里，我自己使用了矛盾意向法，尽我所能地从书中的例子开始学习。我患有广场恐惧症14年了。24岁时，我因为另外一个问题在一位弗洛伊德学派的精神科医生那里看了3年的病。在第三年，我崩溃了。我不能再工作，甚至不能外出。我妹妹必须尽其所能地支撑着我的生活。经过4年的自我调整，我把自己送进了一家州立医院，那时我的体重已经降到了84磅。6周后，我的病情在医院里获得了改善。但几个月后我再次崩溃了。我根本没办法离开那座房子。这次我去找了一个催眠师，进行了两年的治疗，也没有多大的帮助。我感到恐慌、发抖、虚弱，我担心惊恐发作，而且我总是感到恐慌。我害怕商店、人群、会看到距离的地方等。14年来都没有什么改善。几个星期前，当想到您的方法时，我开始感到紧张和害怕。我对自己说："我会向街上的每个人展示我是多么恐慌和崩溃。"之后我似乎平静了下来。我来到附近的一家小店，结账时，我又感到紧张和恐慌了，我注意到我的手都在冒汗。我不想在那个店员快要结完全部物品时逃跑，于是我用矛盾意向法对自己说："我会向这个男人展示我有多容易出汗，他会非常惊讶的。"等到我拿到我的东西，开始走在回家的路上时，我才意识到我已经不再紧张和害怕了。两周前我们社区的嘉年华开始了，以前想到这些我就会紧张和害怕，但这次我离开家之前对自己说："我要试着在舞会上让惊恐发作，还要让自己崩溃。"

我第一次在狂欢节中走向了人群。是的，有几个时刻害怕的想法会出现，我开始感到恐慌，但每次我都会使用矛盾意向法。每当我感到不舒服时，我就用您的方法。我在那儿待了3个小时，许多年来，我从没享受过这样的过程。这么久以来，我第一次为自己感到骄傲。从那时起，我做了许多以前没有做过的事情。不，我还没有完全好起来，也没有做过许多我无法做的更大的事情。在我外出时，我知道自己与之前相比已有些不同。有时我觉得我从未生过病，使用矛盾意向法让我感觉自己更强大了。我第一次觉得自己有了一些可以反击的东西。对抗恐慌，我不会对它们感到无助，我试过很多方法，但是没有一种方法可以让我快速解脱，而您的方法可以，虽然它并不是我做过的最困难的努力。我相信您的方法，因为我只读了一本书，自己试了一试，真的就只是这样……顺便一提，我也使用过矛盾意向法来帮我度过一些不眠之夜，它让我在短时间内入睡。我的一些朋友也能够成功使用它。

另外，这位病人还报告了她尝试过的一项实验：

当我上床睡觉时，我会想象自己正处于一个会使我恐慌的场景中。我想做的是在家里练习矛盾意向法，所以当我出门的时候我会好好的。好吧，在以前（使用矛盾意向法之前）我会尝试让自己保持冷静，就像我只是在想象之中一样，而在这些情况下会看到自己慢慢变得不安起来。现在（我试图在自己的想象中尽情恐慌，随后我开始使用矛盾意向法）我不害怕了，不再恐慌。我猜这是因为我明明很想恐慌，却做不到。

另一个自己实践矛盾意向法的例子如下：

星期四早上，我从睡梦中醒来，不安地想：

"我永远不会好起来了，我该怎么办？"好吧，随着时间的推移，我越来越沮丧。我能感觉到眼泪开始往下掉，我感到非常无望。突然间，我想到了对这种抑郁症使用矛盾意向法。我对自己说，我要看看我能够变得多么沮丧。我心想："我会变得抑郁并开始哭泣，每到一个地方就哭个不停。"在我的脑海里，我开始想象从脸颊上流下了大颗大颗的泪珠，我继续想象着我已经哭得太多，以至于泪水淹没了房子。在我的思绪和幻想中，我开始大笑。我想象着我姐姐回家说："埃丝特，你到底在做什么，你是不是哭得太厉害了，把房子都给淹了？"弗兰克尔博士，想到这整个场景，我开始笑，笑得很厉害，甚至开始害怕笑得太厉害了。然后我对自己说："我会笑得那么大声，以至于所有邻居都会跑过来看看谁笑得这么厉害。"这似乎让我的抑郁症缓和了一些。那是星期四早上，今天是星期六，抑郁没有再出现。我猜那天使用矛盾意向法时，就像是试着在镜子中看到自己，然后某种东西起了作用，于是让抑郁停了下来。看着镜子，我哭不出来。顺便提一下，我写这封信并不是为了寻求帮助，因为我已经帮到了自己。

只有将矛盾意向技术理解为一种资源利用或资源调动的方法时，人们才可能通过对自己使用这种技术来实现"自助"。这就是矛盾意向法之所以能在不知不觉中起效的缘由。下面是 A. K. 路文（A. K. Ruven）的一个案例：

> 我期盼着自己接下来在以色列军队中服役，因为我发现了我的国家为生存而斗争的意义。因此，我决定以最好的方式参与到这一使命当中。我自愿参加军队中的最高级部队，成为一名伞兵。我接触到了十分危险的情况。例如，第一次跳伞，我恐惧万分且浑身发抖，我试图隐藏这一事实，却让我抖得更厉害了。于是我决定让我的恐惧尽可能地展现出来，让身体尽可能地抖。过了一会儿，我的发抖竟然停了下来。我无意中使用了矛盾意向法，令人惊讶的是，它是有效的。

有一个相反的例子，矛盾意向法的基本原则不仅在不知不觉中被使用了，而且是在不情愿的情况下被使用的，但获得了成效。这是关于我以前在哈佛大学的学生尤里尔·梅索拉姆（Uriel Meshoulam）的一位来访者的案例，梅索拉姆向我提交的报告如下：

他被征召到澳大利亚军队里，并确信他会因为口吃而避开征兵。简单来说就是，他曾三次尝试向医生证明他说话有多困难，但都没能做到。具有讽刺意味的是，他最后因高血压而得以回家。直到今天，澳大利亚军队可能都不相信他是一个患有口吃的人。⊖

正如个人可以无意中使用矛盾意向法，群体也是如此。像 J. M. 奥克斯（J. M. Ochs，1968）所指出的，不仅是精神病学中有类似矛盾意向法的操作，其他形式的"人种精

⊖ 在这里我还想到了伊丽莎白·S. 卢卡斯博士在 *Uniquest*（7，1977，pp.32-33）杂志上发表过的一个案例："安妮莉丝·K，54 岁，已婚，没有孩子，患有严重的抑郁症，已经接受过精神药理学治疗。然而，她仍然害怕复发。治疗师用矛盾意向法来帮助她处理她的抑郁。医生让她与抑郁症保持距离，并使用她的幽默感。当她有预期的焦虑时，治疗师开出了如下处方：'现在，我的一段小小的沮丧时间已经来了，我已经很久没有试过了，可能今天这顿午餐是个好机会，让我抑郁到吃不下饭'，或者'好吧，你这个抑郁症，只是试着抓住我，抓住我那些美好的感觉，但今天你抓不到我'，或者'我不知道我的问题是什么，我再也没有办法抑郁了，以前的我的确十分擅长。我必须远离这些练习。一切看起来都那么光明开朗，而我在抑郁中本该是那么悲伤，一切都如死灰一般，我应该深深地绝望'。在过去的半年里，安妮莉丝·K 没有复发，而且可以越来越少地使用矛盾意向法。"

神病学"中似乎也使用了很多后来由意义疗法学者们整理而变得更加系统化的那些治疗原则。因此人们会说"伊法鲁克人（Ifaluk）的治疗的基本原理是意义疗法"，还会说墨西哥裔美国民族精神病学家萨满（Shaman），"那个巫医（Curandero）是一名意义疗法治疗师"。华莱士（Wallace）和沃格尔森（Vogelson）曾指出："人种精神病学系统经常使用的心理治疗原则已被西方精神病学系统所认可。看来，意义疗法是两者之间的一个联结点……"（Ochs，1969）

对于森田疗法（另一种来自东方的疗法）也有类似的说法。I. 山本（I. Yamamoto，1968）和 J. 罗伯特·努南（J. Robert Noonan，1969）证明，森田疗法与弗兰克尔的矛盾意向法具有相当多的相似性，"根据大卫·K. 雷诺兹（David K. Reynolds，1976）的观点，这两种方法采用了非常相似的治疗策略，却分别于千里之外被独立发现"。但是，正如努南所说，森田疗法反映了东方人的世界观，而西方人的世界观则是意义疗法的基础。雷诺兹的结论是："弗兰克尔代表了一种文化，在这种文化中，个人主义是至高无上的，理性主义需要发现个人的目标；而森田则代表了一种以群体为导向的文化，在这种文化中，传统将目标定义为一些既定的内容。"

因此可以看到，尽管并不是很系统地实践着意义疗法，但不同族群和人群都孕育着它的出现。出于同样的原因，意义疗法已经预见了许多行为治疗师或多或少循序渐进地重新发现的东西。简而言之，人们过去已经预料到了意义疗法的出现，且意义疗法本身也"预见到了某些未来——在过去的 10 年里，神经症患者已经与意义疗法密不可分"（Steinzor，1969）。比如说，根据意义疗法，"对恐惧的恐惧"会由病人对恐惧的潜在影响所感到的担忧引起（Frankl，1953）。瓦林斯（Valins）与雷（Ray）进行的一项实验（引自 Marks，1969）证实了意义疗法的假设："患有蛇恐惧症的学生在观看幻灯片时，给予他们错误的心率听觉反馈，也就是在看到蛇的时候，让他们认为自己的心率没有加快。这一操作程序会使被试者对蛇的回避行为明显减少。"

意义疗法认为，"对恐惧的恐惧"会导致"从恐惧中逃走"，而当这种致病模式已经定型时，恐惧症才真正开始出现。矛盾意向法通过使患者产生完全倒置的想法，避免患者产生逃离的意图，以此来避免从恐惧中逃走（Frankl，1953）。这与马克斯（1970）的发现完全一致："只有当病人再次面对恐惧状况时，他才能真正克服恐惧症。"行为主义取向的疗法（如满灌疗法）也采取了同样的原理。正如S. 拉赫曼（S. Rachman，1971）、R. 霍奇森（R. Hodgson，1971）和马克斯所解释的，实施满灌疗法时，医生会"鼓励并说服患者进入最令人不安的情况"。同样，在被称为"延长暴露"（prolonged exposure）的行为主义取向疗法中，J.P. 华生（J. P. Watson）、R. 盖恩德（R. Gaind）和马克斯在论文中讨论过，要鼓励病人尽可能快地接近恐惧对象，并且不鼓励回避。马克斯（1969）明确承认满灌疗法与矛盾意向法有某些相似之处。马克斯（1974）也注意到矛盾意向法"与现在被称为模型化的方法非常相似"（Bandiira，1968）。同样，我们在首次发表于1967年至1971年之间的那些行为主义技术中也可以发现与矛盾意向法的相似之处，例如，"焦虑激发""现场暴露""内暴"（想象暴露）、"诱发焦虑""预期修正"和"延长暴露"，等等。

附　记

• 至于矛盾意向法的有效性，Y. 拉蒙塔涅（Y. Lamontagne）"通过4次治疗治愈了一名红色恐惧症患者，他的这一症状已经持续了 12 年之久"。L. M. 阿舍尔（L. M.
Ascher）指出，"即使来访者的期望与治疗师相对立，矛
盾意向法仍然有效"。阿舍尔还认为，"随访显示，那些
症状并没有复发"。⊖顺便提一下，R. M. 特纳（R. M.
Turner）和阿舍尔首次将矛盾意向法与其他行为疗法技
术（如渐进式放松和刺激控制）进行了对比，对矛盾意向
法的临床有效性进行了对照实验。他们证明了"与使用
安眠药组和候诊名单上的对照组相比，矛盾意向法明显
减少了失眠症状"。阿舍尔还指出，"行为技术的开发似
乎将矛盾意向法转化成了行为主义理论的相关术语……
暴露技术的矛盾成分是十分明显的"。（"暴露"技术中
起效的机制当然也可适用于满灌疗法。）欧文·亚隆认
为，矛盾意向法也"预见到了米尔顿·H. 艾瑞克森、杰
伊·黑利、唐·杰克森（Don Jackson）和保罗·华兹拉
威克（Paul Watzlawick）为代表的这一学派所使用的悖
论技术和症状处方"。

⊖ 另见 L. M. Ascher and J. S. Efran, "Use of Paradoxical Intention
in a Behavioral Program for Sleep Onset Insomnia,"
Journal of Consulting and Clinical Psychology, 46, 1978,
547-550.

第 5 章

去反省法

人越是以快乐为目标，就越容易失去它。

在通过意义疗法区分的三种致病模式中，到目前为止，我们已经讨论了两种——以"从恐惧中逃走"为特征的恐惧模式，以及强迫症模式，其特征在于强迫与反强迫之间的冲突。那么，第三种模式是什么呢？它是性神经症模式，其特征还在于患者自身的冲突。然而，在这里，患者不是与别的东西作斗争，而是与性快感作斗争。这是意义疗法的教义之一，人越是以快乐为目标，就越容易失去它。

每当性能力和性高潮成为意愿的目标时，它们也就成了注意力的目标（Frankl，1952）——在意义疗法中，我们使用的术语是"过度注意"和"过度反思"（Frankl，1962）。这两种现象互相促进，进而建立了反馈机制。我们可以看到患者为了确保性能力和性高潮，会注意自己的表现和体验。在同样的程度上，注意力从性伴侣身上移开了，也从性伴侣所提供的可能引起患者性感受的刺激上移开了。结果，性能力和性高潮实际上就降低和减弱了。这反过来又增强了患者的过度注意，并形成了恶性循环（见图5-1）。

如果要打破这个循环，就必须借助离心力的力量。患者不应该努力争取性能力和性高潮，而应该成为他自己，

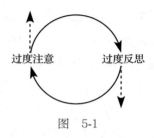

过度注意　　　　过度反思

图　5-1

献出他自己。他不应该总是盯着自己，而是要忘记自己。
为了实现这个目标，换句话说，为了抵消患者的过度反思，
意义疗法已经开发出另一种治疗技术——"去反省法"（de-
reflection）。

戈德弗里·卡赞诺夫斯基（Godfryd Kaczanowski，
1965，1967）提供了一个关于"去反省法"的性问题案
例，更确切地说，是一例关于阳痿的意义疗法的治疗。卡
赞诺夫斯基的病人据说是"一个幸运的人，他与他所遇到
的最迷人的女孩结成了夫妻"，可以理解的是，"他想给她
带来最大的性快感，这是她应得的，也是她理所应当的期
待"。卡赞诺夫斯基推断，患者"绝望地追求性生活上的完
美及其过度的男子气概"可能是导致他性无能的原因，他
成功地帮助病人"看到真正的爱有许多值得培育的地方。
病人开始明白，如果他爱他的妻子，他可以只向她展现自

己本来的样子，而不是总想着给她一个性高潮。她的快乐将会是他的态度的结果，而不是目标本身"。

更重要的是，除了避免病人自我挫败地"争取快乐"的做法外，卡赞诺夫斯基还完全按照我在1946年用德语和1952年用英语描述过的方式完成了去反省：他告诉病人和病人的妻子，在一段不确定的时间内不应该尝试性交。这条指令减轻了病人的预期焦虑。几周后，病人打破了约定，妻子想过要提醒他之前医生所说的话，但幸运的是，她最终也忽略了这一点。那时，他们的性关系已恢复了正常。补充一点：在此之后，他们幸福地生活了很多年。

我在描述这种方法的文章中曾指出，在形成过度注意时，一个决定性的因素是：患者对性生活质量的需求。这种质量需求可能是由如下因素引起的：①某种情形下看起来像是"别吹牛，马上证明给我们看"（Hic Rhodus, hic salta）[⊖]（Frankl，1952）；②患者（他非常使劲地想要达到

⊖ "Hic Rhodus, hic salta"出自一则伊索寓言中的典故，直译过来是："这是罗得岛，就在这里起跳！"在这则寓言中，一名自夸的运动员吹嘘自己曾经在罗得岛的一个比赛中取得了惊人的跳远成绩。旁观者要求他不要只是让证人帮他证实曾经的成就，而是在现场再跳一次给大家看看。——译者注

快乐);③性伴侣。在第三类病例中,只要患者采取主动,就有能力性交。

近来,又有两种新的因素成了性无能的病因:①来自性伙伴的压力;②来自群体的压力。在这里,对于性能力的高要求,源于一个专注于成就的社会,这种倾向将重点扩展到了性能力的范畴。

G. L. 吉斯伯格(G. L. Giusberg,1972)、W. A. 弗洛什(W. A. Frosch,1972)和 T. 夏皮罗(T. Shapiro,1972)指出"增加女性的性自由",结果使得"新近自由的女性对性行为的表现开始提出要求"。同时,斯蒂威特(Stewart,1972)在医学杂志《脉搏》(Pulse)上报道了牛津当地的性无能案例。她指出,女性四处奔走,要求性权利。正如吉斯伯格、弗洛什和夏皮罗总结的那样,难怪,"现在年轻男性更频繁地抱怨自己出现了性无能的症状"。这些结论依据的是各大洲的多项调查结果,而这些结果似乎也证实了意义疗法所假设的性无能病因。"隐秘的推行者们"正在默默进行着他们的事业,大众媒体也在为他们服务,营造出各种性需求的气氛。

为了说明性神经症的意义疗法,我想引用一部相关的英文出版物。以下技术被尝试用于消除病人的伴侣对他的性要求。"我们建议病人告知他的伴侣，他向医生咨询了他的困难，而医生说他的病情并不严重，进行干预后会很有效果。然而，最重要的是，医生要完全禁止他接下来的性生活。他的伴侣现在不能期待任何性活动，而病人会感到'释然'。通过这一'释然'，他可以从伴侣的性要求中释放出来，他的性能力或许可以再次表现出来，不会受到'对他的期待或要求'的干扰或阻碍。他的伴侣不仅会惊讶于他变得正常的性能力，还会惊讶于听从医生的建议竟然可以达到这样的效果。当病人不再有其他目标挡在面前，而是呈现出成熟的前戏和应有的柔情，在这样的游戏过程中，恶性循环才会遭到破坏"（Frankl，1952）。

正如芭芭拉·J. 萨哈金（Barbara J. Sahakian，1972）、威廉·S. 萨哈金（William S. Sahakian，1972）以及其他作者所说，上面我所概述的方法，W.H. 马斯特斯（W. H. Masters，1970）和 V. E. 约翰逊（V. E. Johnson，1970）在对人类性缺陷的研究中也发现了，而那是我在1946年就用德语发表过的内容。鉴于意义疗法将预期焦虑和过度反省作为性神经症病因学中的重要致病因素，人们可能会对马斯特斯和约翰逊的观点提出疑问，他们认为"既不要害怕自己在性生活中的表现，也不要害怕相关的旁观者——这些旁观者已经被证实为影响性功能的首要障碍物"。

我在1946年发表的方法可由以下案例来说明，该案例的报告来自我先前在美国国际大学所教的学生迈伦·J. 霍恩（Myron J. Horn）：

一对年轻的夫妇抱怨他们的性生活不和谐。妻子经常对丈夫说他是一个糟糕的爱人，并扬言她将会通过外遇来满足自己。于是，我要求他们每个晚上一起裸体躺在床上，每次至少要这样待一个小时的时间，以便进行下一周的治疗。我告诉他们可以做点儿亲吻之类的事情，但在任何情况下都不能发生性行为。他们回来时，说他们试着不发生性行为，却发生了三次。我显得十分生气，要求他们下周再试一次，一定按照我的指示行事，但不能发生性行为。在这一周的中间，他们打电话告诉我无法遵守约定，并且每天都要进行好几次，后来他们再没有找过我。一年后，我遇到了这个女人的母亲，她告诉我，这对夫妇再没有出现过性生活上的问题。

即兴艺术在性无能的治疗中起着决定性的作用。在此我要感谢约瑟夫·B.法布里提供了他之前所经手的一个案例，从中可以看到即兴创作的可能性和必要性：

> 在我讲述了去反省法的操作之后，其中一位参与者问我，是否可以将这项技术应用在她的男友身上——她的男友发现自己不能勃起。他是在和他有过短暂关系的女孩与自己发生性关系的时候发现这一问题的，现在和苏珊（该参与者）在一起时也是如此。我们决定使用弗兰克尔的方法，要苏珊告诉她的男友，她正在看医生，医生给了她一些药物，并告诉她一个月内不要性交。他们的身体可以相互接触，甚至可以做除了实际性交之外的任何事情。一周之后，苏珊反馈说这一方法有效。她的男友是一名心理学家，他在治疗性问题方面接受过马斯特斯和约翰逊的严格指导，并常常在这些问题上为他的病人提供建议。4周后，苏珊说他的症状复发了，但她已经新创了一种方法并"治愈"了他。由于她不能再重复医生告诉她的谎言，她就对男友说，她很少能够达到性高潮，那天晚上她要求他不要性交，而是

帮助她解决性高潮的问题。这一方法再次起了作用。由于她的创造力，她表现出她确实很好地理解了去反省法的工作原理……从那之后，她的男友再也没有出现过性功能障碍的问题。

如我在开头所说的，苏珊巧妙地运用了"离心力"。为了帮助她的男友克服过度注意和过度反思，为了使他放下自己、忘记自己，她扮演了一个病人的角色，而她的男友则变成了一名治疗师。

我现在要引用的报告，涉及的病人患有性冷淡，而不是性无能。我在 1962 年发表了这份记录：

病人是一名年轻女子，向我抱怨说自己对性很冷淡。她的病史表明，在她的童年时代，遭受过父亲的性虐待。然而，这种创伤经历本身并不是她性神经症的起因。如果按照流行的精神分析文献来看，病人显然一直生活在一种可怕的期望中，即"她的创伤经历有朝一日可能会对她再次造成伤害"。这种预期焦虑导致了她对女性气质的过度注意，使得她过度地将注意力集中在自己而不是伴侣身上。这足以使病人丧失性快感的最佳体验，因为性高潮成了关注的对象。虽然我知道短期意义疗法可以帮到她，但我故意告诉她，她需要在候诊名单上等几个月。不过，暂时来说，她不应该担心自己是否有能力达到性高潮，而应该将注意力放在她的伴侣身上，更多地关注伴侣身上任何能让她感受到爱的东西。"你要答应我，别再管到底会不会高潮，"我向她提出这一要求，"这是我们在治疗几个月后才会讨论的事情。"如我所料，几天之后，或者说几晚之后，她回来告诉我，在她第一次不再考虑高潮的性生活中，她经历了人生中第一次性高潮。

达雷尔·伯内特报告了一个类似的案例："有一个患有性冷淡的女人，她在做爱过程中总是会去观察自己的身体发生了什么变化，试图按照某本指南上的指示去做。医生告诉她要把注意力转移到丈夫身上。一周之后，她就经历了性高潮。"

现在，我想引用一篇未发表的文章，是古斯塔夫·埃伦特劳特（Gustave Ehrentraut）治疗的一个早泄案例，他曾在美国国际大学学习意义疗法。他没有使用去反省法，而是采用了矛盾意向法：

> 在过去的 16 年里，弗雷德在性交中保持长时间勃起的能力不断下降。我试图通过行为矫正、生物能量学和性教育的结合来解决这个问题。他已经参与了为期两个月的治疗，但并没有什么重大改变，于是我决定尝试一下弗兰克尔的矛盾意向法。我告诉弗雷德，不要担心他的早泄，他无论如何都无法改变它，因此他应该尝试的只是怎样去满足自己，他应该将做爱的时间缩短到 1 分钟。7 天后，弗雷德说，过去的一周他有过两次性生活，基本上都坚持到了 5 分钟左右。我告诉他，他必须缩短这个时间。在接下来的一周，他第一次达到了 7 分钟，第二次达到了 11 分钟。他的伴侣丹尼丝表示两次她都很满意。自那次咨询之后，他们认为没有必要再回到治疗室找医生了。

克劳德·法里斯（Claude Farris）是加利福尼亚州的一名咨询师，曾经治疗过另一种性神经症，就像埃伦特劳特一样，他使用了矛盾意向法：

Y夫人的妇科医生将Y夫人夫妇转介绍我。Y夫人在做爱时会有疼痛感。他们结婚已经三年了，并表示从婚姻开始就存在这个问题。Y夫人是在天主教修道院由修女们抚养长大的，在那里，性是一个禁忌话题。于是我用矛盾意向法给了她一些指示。我要求她不要试图放松她的生殖器区域，而是尽可能地收紧它，并试着让她的丈夫无法进入她的身体，但我要求她的丈夫尽可能努力地进入。一周之后，他们回来反馈说已经按照指示进行了一次性交，Y夫人没有感受到疼痛。接下来的三周，每周一次的治疗表明症状没有反复。在我的经验中，矛盾意向法在很多情况下都是有效的，有时这几乎让我没什么生意可做。

我认为最值得注意的是法里斯对这个病例的创造性解决方案，通过矛盾意向法来让患者放松。在这种情形下，我想到的是加利福尼亚大学研究员大卫·L.诺里斯（David L. Norris）曾进行的一项实验。在这项实验中，史蒂夫作为被试者，正在积极地尝试放松。在研究中，诺里斯使用了肌电图仪检测他的皮肤电，并要求他在高度紧张水平

（50微安）下不断阅读，直到诺里斯告诉他，他可能永远无法学会放松，并且应该让自己屈服于这一事实：他会一直都很紧张。几分钟后，史蒂夫说："去你的，我选择放弃。"此时仪表读数立即下降到了一个低水平（10微安），下降速度之快让诺里斯以为该装置的电线断掉了。对于接下来的治疗，史蒂夫都做得很成功，因为他不再试着放松自己。

伊迪丝·魏斯科普夫－乔尔森报告过类似的案例："我最近接受了超自然的冥想训练，但几周后就放弃了，因为我觉得自己自动地就会冥想，可当我想要正式开始冥想时，实际上却停止了冥想。"

治疗师与执政者一样，需要重视自身的才能，竭力使来访者不受损害（Videant consules and counselors）[⊖]。

⊖ Videant consules 为拉丁文 Videant consules ne quid res publica detrimenti capiat 的缩语，意为执政者应竭力使国家不受损害。——译者注

第二部分

意义漫谈

The
Unheard
Cry
for
Meaning

第 6 章

瞬时与必死：
实现意义的可能性⊖

一切都将永远存储在过去当
中，重要的是，现在决定着我们
希望什么东西成为过去，并且通
过"使它们成为过去的一部分"
这一方式而将其永恒化。

⊖ 本章改自一篇名为《神经症与对意义的探索》（*Der seelisch
kranke Mensch vor der Frage nach dem Sinn des
Daseins*）的论文，我曾于 1947 年 2 月 19 日在奥地利蒂罗
尔州的因斯布鲁克大学宣读过此文。

面对生活的短暂性，我们可以说未来还不存在，过去也不再存在，唯一真正存在的只有现在。或者我们可以说，未来一无所有，过去也一片虚无，而人从虚无中来，"被抛"进存在之中，又遭受着虚无的威胁。那么，鉴于人类存在本质上的短暂性，他们是否能在生活之中找得到意义呢？

　　存在主义哲学认为可以。在这种哲学中，所谓的"悲剧英雄主义"是指尽管短暂性充斥着我们的生活，但也存在着"对生活说是"的可能。存在主义把重点放在现在，尽管现在也是短暂的。

　　在柏拉图和圣·奥古斯丁的传统中，人们认为永恒才是真正的现实，而不是现在，这与基督教寂静主义的观点正好相反。可以肯定的是，"永恒"的意义指代一个同时包含着现在、过去和未来的世界。换句话说，被否定的既不是过去的现实，也不是未来的现实，而是关于时间本身的现实。"永恒"被视为一个四维的世界——不变的、死板的、已被决定了的。根据寂静主义的看法，时间是人类想象出来的，而过去、现在和未来只是我们意识的幻想，一切都同时存在着。事件在时间顺序中并不互相关联，但那种看起来像时间序列的东西，只不过是我们的意识在"事件"中滑行而导致的一种自我欺骗，比如说，在现实中不同时间存在着的各个方面，寂静主义认为它们彼此之间并不互相影响，也不是前后相随，而是同时存在的。

可以理解的是，寂静主义的思想必然会导致宿命论：如果一切都已经"如其所是"，那么任何事情都将无法改变，行动也就失去了意义。这种宿命论是从一种"存在不可改变"的信仰中生发出来的，与存在主义中的悲观主义思想相对应，后者相信一切都是不稳定的、不断变化的。

意义疗法采取的是一种位于寂静主义与存在主义之间的看法。这可以用沙漏（古代用来计算时间的器物）来比喻说明：沙漏的上半部分代表"未来"，这是即将到来的部分，而上半部分的沙子将穿过代表着"现在"的狭窄通道；沙漏的下半部分代表"过去"，这是一些已经通过狭窄通道的沙子。存在主义只看到了"现在"的狭窄通道，而忽略了沙漏的上半部分和下半部分，即"未来"和"过去"。然而，寂静主义虽然在整体上看到了沙漏，但在他们眼中，沙子是一种不会"流动"而只是"如其所是"的惰性物质。

意义疗法认为，虽然"未来"的确是未知的，可"过去"已经是不可更改的事实。这种看法也可以用沙漏的比喻来帮助理解。可以肯定的是，与所有的比喻一样，它是有缺陷的。但正是通过其缺陷才能证明时间的本质，让我们一起来看一下。

当沙漏的上半部分已经流空时，我们可以把沙漏翻转过来。不过，时间是没有办法这样做的，因为时间是不可逆转的。沙漏与时间的另一个不同之处是：通过摇晃，我们可以把沙漏当中的沙粒混匀，改变它们彼此间的相对位置；而对于时间，我们只可能实现其中的一部分，我们可以"摇匀"时间，改变未来——在还没有到达的将来，我们甚至可以改变自己——但过去是固定的。就沙漏而言，像这样的比喻看起来就是，一旦沙子穿过"现在"的狭窄通道，它就变得固定了，仿佛它被固定剂、防腐剂、保存剂处理过一样。事实上，一切都在过去得到了保存，它们被永远地封存了起来。

至于生命中不可否认的短暂性，意义疗法认为，这实际上只与实现意义的可能性有关，它是一种创造意义的机会，去体验和遭逢意义的机会。一旦这些可能性得以实现，它们就不再是短暂的，它们"成了"过去，也就是说，它们仍然以某种方式存在着，作为过去的一部分。没有什么可以改变它们，再也没有什么可以将它们抹去。一旦一种可能性经由人们的选择成为现实，便已经"一劳永逸"地实现了，永远地实现了。

现在我们可以注意到，意义治疗将"对过去的乐观"与存在主义所提出的"对现在的悲观"对立了起来。我曾用下面的比喻描述了二者之间的区别：悲观主义者就像这样一个男人，他恐惧又悲伤地看着他的日历，每天撕下一张，随着日子过去，日历变得越来越少；而积极对生活问题发起进攻的人，就像是另一个男人，他从日历上撕下每一张后，在日历的背面都会记上几笔，然后将它们小心整齐地保存下来。他可以骄傲而开心地回想这些笔记中所有的丰富内容，以及他已经度过的生活。如果他注意到自己正在变老，会对他有什么影响吗？他有没有理由嫉妒他所看到的年轻人，或者使劲怀念他已然失去的青春呢？他有什么理由去羡慕一个年轻人呢？是年轻人那无限的可能性，以及蕴含在其身上却仍未知的未来吗？"不，谢谢，"他会说，"我不再是可能性，我已是过去的事实，我不仅是已经完成的工作，已经爱过的人，我还是曾勇敢承受过的苦难。

这些苦难是令我最自豪的事情，尽管它们对于激发他人的嫉妒毫无用处。"

对于年轻人而言，他们不该让自己被一种普遍的鄙视所污染，那是一种以年轻人为主导的社会面对老年人时所产生的鄙视氛围。如果不注意这一点，一旦这些年轻人幸运地得以老去，他们一定会看到自己旧日对老年人的那些鄙视成了一种自我鄙视。

意义疗法认为"正在进行的完成"（having been）仍然是一种存在方式，甚至可能是最安全的一种模式。在"存在于过去"（being past）一词中，意义疗法将重点放在了"存在"上。当马丁·海德格尔第一次来到维也纳时，他到我家来并与我讨论了这些问题。为了表达对我上述"关于过去的观点"的一致意见，他亲笔写下了如下两行字：

> 已然过去的，不会再来；
> 已成过去的，仍将永在。

现在让我们思考一下意义疗法这一本体论的实际适用性，尤其是它的时间本体论。想象一个刚结了婚一年就失去丈夫的女人，她十分绝望，并且在未来的生活中看不到任何意义。对于这样一个人来说，如果她可以认识到，那一年的幸福婚姻生活是谁都夺不走的，这将很有意义。她已经把它拯救进了自己的过去，没有什么东西或什么人，可以从那里夺走这一宝藏。就算她在日后的生命中会保持没有孩子的状态，只要她那爱的体验已经得以收藏在名为"过去"的藏宝屋里，她的生命就不会变得完全没有意义。⊖

有人可能会问，这段记忆不是十分短暂的吗？比如说，谁能在这位寡妇死后还保存这段记忆呢？我的回答是：无论是否有人记得，都不重要，就像世界上与我们一同存在的各种东西，我们是不是看着它们，它们都那样如其所是地存在着，不会因为我们看或者不看受到影响。

的确，我们在死的时候带不走任何东西，但我们一生的完整性会在我们死亡的那一刻完成，它会留在坟墓之外，会在坟墓之外继续留存。而当事情这样发生的时候，要看到的，不是"尽管已经过去，它们仍然留存"，而是"由于它们已经滑入过去，才使其得以留存"。就算我们

⊖ 那种认为生育是生命唯一意义的假设显然是自我矛盾和自我攻击的。如果生命本身没有意义，那么它也不会仅仅因其永存而呈现意义。

　　　第二部分　意义漫谈

已经遗忘，从我们意识中溢出的东西，却不会在这个世界上消失。它成了过去的一部分，且作为世界的一部分继续存在。

去把人们仍然记住的部分辨认出来，是对我所谓的时间本体论的主观误解。这种本体论，与象牙塔中高度抽象的理论不同，如果我们运用苏格拉底的方法，甚至大街上的人都能轻松理解。这种事情曾发生在我的课堂上，那时我正对一个病人进行访谈，她当时表达了自己对生命短暂性的担忧。"迟早会结束的，"她说，"什么都不会留下。"我无法说服她相信，生命的短暂绝不会减损其意义。于是我就试着通过问她一些问题来推进我们的谈话："你有没有遇到过某些让你十分尊重的人？""当然是有的，"她回答道，"我们的家庭医生就是一位很独特的人，他照顾病人十分周到，他为了病人而努力生活……""他死了吗？"我问。"是的。"她回答。"但他的生活非常有意义，不是吗？"我问道。"如果有什么人的生命是有意义的话，他的生命就肯定是有的。"她说。"那么，这种意义会随着他的生命走到尽头而消失吗？"我又问。"不会的，"她说，"没有任何东西可以抹去他生命的意义。"我继续向她提出问题："如果没有一个病人对这位医生的付出表示感激呢？""意义还是存在的。"她低声说道。"甚至没有一个病人记得他曾经做过什么呢？"我又问。"还是存在的……"

为了更好地表达这部分内容，我想引用一段与另一个病人的访谈记录。⊖她得了癌症，已是晚期，而且她也知道自己得了这样的重病。当我跟她谈起课堂上的这个例子时，我们进行了如下对话。

> 弗兰克尔：当你回顾自己的生活时，你会怎么想？人间值得吗？
>
> 病人：嗯，博士，我必须承认曾经有过一段非常美好的生活。确实，生活很美好。我必须感谢生活给予我的一切：我去了剧院，我参加了音乐会，等等。你看，医生，我作为女仆为一家人服务了很多年，我和他们一家住在一起，起初在布拉格，后来去了维也纳。为了那所有美好的经历，我非常感恩。

⊖ 参见 *Modern Psychotherapeutic Practice: Innovations in Technique*, edited by Arthur Burton. Palo Alto, California: Science and Behavior Books, 1965.

不过我仍觉得她对自己生命的终极意义有所怀疑，我希望能够将她从怀疑中带出来，所以我将生命的意义带出意识层面，而不是任由她压制自己的怀疑。

> 弗兰克尔：你提到了一些非常棒的经历，但这一切都将要结束了，不是吗？

> 病人：（若有所思地）是的，一切都要结束了……

> 弗兰克尔：那么，你认为自己生命中所有美好的事物都会随之消逝吗？

> 病人：（更加若有所思地）所有那些美好的东西……

> 弗兰克尔：告诉我，你觉得有什么人可以破坏那些你已经经历过的幸福吗？把它们全部抹去？

> 病人：不，医生，没有人能把它们抹去！

> 弗兰克尔：或者，有什么人能够将你在生活中遇到过的那些善良抹去吗？

> 病人：（她的情绪变得越来越投入）没有人可以把它们抹去！

> 弗兰克尔：你已经取得的成功和成就——

病人：没有人可以把它们抹去！

弗兰克尔：或者你曾经勇敢又诚实地承受过的痛苦，有什么人可以将它们从这个世界上抹去吗——从你的记忆仓库中将它们夺走？

病人：(开始掉眼泪) 没有人能夺走它们！(停了一下) 这是真的，我受了很多苦难，但我也努力勇敢和坚定不移地坚持我必须坚持的东西。医生，我认为痛苦是一种惩罚。

弗兰克尔：(试图让自己置身于病人的位置) 但即使这样，有时苦难还是非常难以承受的，不是吗？是不是可以想象，老天爷想要看看阿纳斯塔西娅·科特克（Anastasia Kotek）女士会怎样面对它们？而且可能老天爷还需要承认："是的，她十分勇敢地面对了它们。"那么现在请告诉我，科特克女士，有什么人，可以把你的这一成就从这个世界上抹去吗？

病人：当然没有！

弗兰克尔：它们仍会存在的，不是吗？

病　人：会的！

弗兰克尔：在生活中，最重要的是去实现某些目标，而这正是你所要做的。你已经充分利用了自己的痛苦。我祝贺你取得这一成就，并祝贺其他有机会见证这样一个榜样的病人。（我转向观众）看呐！这个人！（观众爆发出热烈的掌声）这掌声是给你的，科特克女士。（她开始哭泣）它关系到你的生活，这是一项伟大的成就。你可能为此感到自豪，科特克女士。能为自己的生活感到骄傲的人多么少啊……我应该说，你的生命是一座纪念碑，而且不会有任何人可以将它从这个世界上移除。

病　人：（恢复了对情绪的自我控制）你所说的，弗兰克尔教授，是一种安慰。它让我感到安慰，的确，我从来没有机会听到这些话……（她慢慢地、安静地离开了演讲厅。）

一周之后，她去世了。不过，在她生命的最后一周，她不再抑郁，反而充满了信念和骄傲。在此之前，她一直十分苦闷，为自己的无用而焦虑和痛苦。我们的访谈让她意识到她的生活是有意义的，一切都没有白费。她的最后一句话是："我的生命就是一座纪念碑，就像弗兰克尔教授说的，而且对于演讲厅里的所有观众来说都是如此。"

　　确实，一切都是暂时的——所有的事物、所有的人，无论是我们生出来的孩子，还是给予孩子生命的那一段伟大的爱情，或者是某种伟大的思想——它们都是暂时的。就算拥有特别美好的生活，没有被任何麻烦缠绕，人的生命也可能只有七十年或者八十年。而一个想法可能只持续七秒钟，就算这是一个很好的想法，就算它包含着让人信赖的真相。但是，即便是伟大的思想，也会像我们的童年和伟大的爱情一样呈现出短暂的特性，它们完全是暂时的，一切都是暂时的。

　　然而，一切又都是永恒的。更重要的是，它们本身就是永恒的，甚至我们不必为此做任何事情。一旦我们将某种事物带进这个世界，永恒就会将其接管。但我们必须对自己选择做的事情负责，为选择成为过去的那一部分和挑选放入永恒的事情负责！

一切都被写进了永恒的记录——我们的整个生活中。我们所有的创造、行动、相遇和经历，我们所有的爱和痛苦，所有这些都包含在永恒的记录之中，而且将一直存在。正如伟大的存在主义哲学家卡尔·雅斯贝尔斯所暗示的那样，世界不是用代码写就的手稿，需要我们去破译："不，这个世界是我们必定会参与和决定的记录。"

这个记录具有戏剧性，日复一日的生活在向我们提问，我们被生活质疑，我们必须给出自己的回答。我想说，生活是一个持续终生的问答环节。至于答案，我会毫不厌倦地说："我们只能通过应答来回应生活，而回应生活的意义意味着对我们的生活负起责任。"

永恒的记录不会丢失，这是一种安慰和希望，而它也无法修改，这是一个警告和提醒。它提醒我们，由于没有什么可以从过去中消除，我们更应该将选择的可能性拯救到过去之中。事实证明，意义疗法不仅表现出"对过去的乐观主义"（与存在主义中"对现在的悲观主义"相反），而且表现出"对未来的行动主义"（与寂静主义的"永恒的宿命论"相反）。一切都将永远存储在过去当中，重要的是，现在决定着我们希望什么东西成为过去，并且通过"使它们成为过去的一部分"这一方式而将其永恒化。这是创造力的秘诀：我们正在将一些东西从未来的虚无转变为"存在着的过去"。因此，人类的责任在于一种"对未来的行动主义"，即从未来之中选择可能性；在于一种"对过去的乐观主义"，即通过将这些可能性拯救到"过去"这一避风港中，把这些可能性变为现实。

那么，这就是一切都如此短暂的原因：一切都稍纵即逝，因为一切都在从未来的虚无逃窜到过去的安全之中！就像被古代物理学家所说的"可怖的虚空"（horror vacui）支配了一样，所有的一切都在从未来的虚空冲向过去的存在。这就是会在"现在的狭窄通道和入口处"发生拥堵的原因，一切都被挡住了，它们堆积起来，等待着被人们输送到过去，就像一件件事情成为过去，或者经由我们的某个创造和动作，经过我们的允许，得以进入永恒一般。

"现在"是一个界限，区分着"未来"的不真实与"过去"的永恒现实。同样，它也是永恒的"边界"，换句话说，永恒是有限的，它只延伸到"现在"，直到我们选择进入永恒的时刻。永恒的边界就是我们每个人在生命中做出决定的时刻，即决定哪些内容该进入永恒或者不该进入永恒的时刻。

我们现在明白，把"争取时间"这句话理解为将事情放到未来是一个很大的错误。相反，我们应该通过将时间安全地输送并沉淀在过去，来将时间保存下来。

当沙子已经穿过沙漏上的狭窄通道，上半部分被掏空时，当时间已经从我们身上消失，生命完成了它的旅程时，会发生什么呢? 换句话说，在我们死亡的时候，会发生什么呢?

死亡的时候，过去已经成为过去了，什么都不能改变。一个人不再有任何东西可供自己使用，没有心理，也没有身体，他已经失去了心理和物理上的自己。而剩下的，仍然存在的，只有自己的灵魂。

许多人认为，一个将死之人会在不到一秒的时间内回顾自己的一生，就像看一部"快放电影"一样。○借着这一

○ 有一个相关的故事，我要归功于已故的鲁道夫·赖夫，他是我以前攀岩的伙伴，我还与已故的著名脑病理学家奥托·波茨尔（Otto Pötzl）发表了一篇关于这个故事的论文（"*Über die seelischen Zustände während des Absturzes,*" *Monatsschrift für Psychiatrie und Neurologie*，123，1952, pp. 362-380）。

比较，我们可以说死亡后的人自己就成了电影。他就是自己的生命，他已经成为自己生命中的历史。无论是好还是坏，他已经成为自己的天堂或自己的地狱。

这导致了一个悖论，即人类自己的过去是他们真正的未来。活人有未来和过去；而垂死之人在通常意义上来说没有未来，只有过去。但是，死者"就是"他的过去。死者没有生命，但他就是自己的生命，这"仅仅是过去的生活"这一事实并不重要，毕竟，过去是最安全的存在方式，因为过去正是那无法带走的东西。

这个"过去"在字面意义上可以解释为"完美的过去"，因为在那之后生命是完善的、完成了的。虽然在生命的过程中只有单一的既成事实通过沙漏的狭窄通道，但是在死亡之后，整个生命已经穿过了"现在"的狭缝，成了一个既成的事实！

这导致了第二个悖论——一个双重悖论。如果正如我们所说的那样，通过把某事放到过去来使它成为现实——要将它从短暂性中拯救出来！这样的话，也是他让自己成了一个事实，他成了"创造"自己的那个人。他在出生时并没有成就的现实，在去世时却成就了，因为他在死亡的那一刻"创造"了自己。他的"存在自体"不是某种"已成为"的东西，而是正在变成的东西，因此只有在生命被死亡完成时，他才能完全成为他自己。

可以肯定的是，在日常生活中，人们倾向于误解死亡的意义。当闹钟在早上响起，并使我们从梦中惊醒时，我们会体验到这种觉醒，就好像有什么可怕的东西正在入侵我们梦中的世界一样。而且，因为仍然被梦牵绊着，我们常常不会（至少不会立刻）意识到闹钟会唤醒我们，使我们进入真实的存在中，进入我们在现实世界的存在中。但是，当我们接近死亡时，难道就不会采取类似的行动吗？难道我们就不会同样忘记，死亡会把我们唤回到自己真实的存在中吗？

就如同一只慈爱的手正在唤醒我们，它的动作是那么地温柔，我们也没能意识到它的温柔。我们再一次把它当作对我们梦中世界的侵扰，从而有将其了结的尝试。同样，死亡也经常看起来是某种可怕的东西，我们几乎不曾想到它的意义……

附　记

特里·E. 祖尔克（Terry E. Zuehlke）和约翰·T. 沃特金斯（John T. Watkins）已经"研究了对绝症患者进行意义治疗的有效性，通过人生目标量表进行研究的结果显示，患者的目标感和意义感在他们的生活中有显著提高"。[⊖]

⊖　T. E. Zuehlke & J. T. Watkins. "The use of psychotherapy with dying patients. An exploratory study." *Journal of Clinical Psychology*, 1975, 31, 729-732. And T. E.Zuehlke & J. T. Watkins. "Psychotherapy with terminally ill patients." *Psychotherapy*: *Theory, Research and Practice*, 1977, 14,403-410.

第 7 章

性的去人性化^㊀

成熟的人会在伴侣身上看到另一个主体、另一个人，在一个非常人性的层面看到对方。如果他真的爱对方，他甚至会在伴侣身上看到另一个人，这意味着他在伴侣身上看到了对方的独特性。这种独特性构成了人类的个性，只有爱才能使一个人以这种方式拥有另一个人。

㊀ 本章是《爱与社会》一文的修改及扩充版本，曾被翻译成日文并发表在《现代人的病理学》杂志上。

我们在谈论性的时候，是不可能不谈论爱的。但是，在谈论爱时，我们应该记住，这是一种特别的人类现象。而且我们必须将它保护在人性的领域⊖之中，而不是以还原论者的态度去对待它。

那么准确地讲，还原论到底是什么呢？我会把它定义为一种伪科学过程，它将人类现象或还原，或减少，使其成为亚人类⊜的现象。比如说，爱会被解释为性驱力和性本能的升华，而性本能是人类与其他动物共有的现象。像这样的诠释只会阻碍我们正确地认识这种人类现象。

爱情实际上是一种更为包罗万象的人类现象的一个方面，那种现象我称之为"自我超越"。目前占主导地位的动机理论希望我们相信，人基本上只关注如何满足他自己的需求，并寻求满足他的驱力和本能，从而保持或者恢复其

⊖ 在人本主义传统中，人类拥有无法用动物行为来解释的心理与行为内容，比如这里所提到的"爱"，在人本主义者看来，这是无法在动物身上找到的东西，也是无法化约、拆分成动物行为来进行解释的内容。——译者注

⊜ 即看起来像人类的行为，但在人本主义者眼中，动物的行为是不能直接来解释人类的行为的。举个例子，比如动物之间也会有交配行为，但其与人类之间的"爱"不能等同，哪怕看起来会有类似的属性。——译者注

动态平衡，比如说，所谓的内部平衡。可实际情况并不是这样的。相反，人——通过其现实的自我超越——基本上关注的是超越自己，无论是在实现意义的层面上，还是在与所爱之人相遇的过程中。

然而，在"爱的相遇"中相爱着的爱侣，肯定不会将另一个人仅仅视为达到目的的手段——作为减少性张力的工具。也就是说，仅仅作为一种工具来减少由性驱力和性本能所造成的内部张力。那样做相当于还是在自慰，实际上这就是我们很多性神经症患者所谈论的他们对待伴侣的方式：他们经常觉得自己的性生活像是"对着他们的伴侣自慰"。这种对待伴侣的态度，是人类性生活中一种另类的神经症式扭曲。

人类的性生活常常有着比单纯的性多得多的意义，甚至到了这样一种程度，即它可以作为某种形而上之性的物理表达，作为一种"爱的物理表达"。性行为只有到了这样一种程度，它才是一种真正有益的经验。亚伯拉罕·马斯洛（1964）曾指出并验证："无法爱的人不能经历与可以爱的人相同的性感受。"根据美国《心理学杂志》上20000名读者回答的相关问卷调查来看，最能提升性功能和性高潮的因素是浪漫——一种类似爱情的东西。

尽管如此，说人类的性行为不仅仅是性行为还不准确。正如艾雷尼厄斯·艾布尔－艾贝斯费尔特（Irenaeus Eibl-Eibesfeldt）所证明的那样，在一些脊椎动物中，性行为也有助于提高群体凝聚力，对于群居的灵长类动物来说尤其如此。因此，在某些类人猿中，性交有时专门用于社交目的；在人类身上，艾布尔－艾贝斯费尔特指出，毫无疑问，性交不仅有利于物种的繁殖，而且有利于伴侣之间的一夫一妻关系。

虽然爱本质上是一种人类现象，但性行为只是一种发展过程的结果，即渐进式成熟的产物（Frankl，1955）。让我们从西格蒙德·弗洛伊德所说的驱力和本能的目的，以及与它们的客体之间的区别开始：性交的目的是减少性张力，而性的客体则是性伴侣。依我看，这只适用于神经症性的性行为。对于一个成熟的人来说，伴侣根本就不是"客体"；相反，成熟的人会在伴侣身上看到另一个主体、另一个人，在一个非常人性的层面上看到对方。如果他真的爱对方，他甚至会在伴侣身上看到另一个人，这意味着他在伴侣身上看到了对方的独特性。这种独特性构成了

　　　第二部分　意义漫谈

人类的个性，而只有爱才能使一个人以这种方式拥有另一个人。

可以理解的是，认识到所爱之人的独特性，导致了一夫一妻制的伴侣关系的出现和维持。伴侣不再是可以随意更换的。相反，如果一个人无法去爱，他就会在性滥交中徘徊。[一]沉迷于性滥交意味着忽视伴侣的独特性，这反过来又排除了发生爱的关系的可能：因为只有那种渗入爱情的性爱才能真正得到回报和满足，所以这样一个人的性生活质量会很差。那么，他试图用数量来补偿质量的欠缺，也就不足为奇了。反过来说，这就需要不断增加和强化刺激，色情文学提供的就是这样的东西。

从这一点上可以清楚地看到，人们去赞美诸如性滥交和色情等大众现象，或者去考虑它们进步的一面，都是没有道理的。[二]它们是退步的，是一种人性成熟过程中的发展迟滞现象。

一　正如自慰意味着以减少性张力作为目标，性滥交也意味着满足于将伴侣作为一个客体。这两种情况都没有实现在性方面的人类潜能。

二　作者的阐发可能针对的是美国性解放运动（原书出版于1978年，性解放运动发生于20世纪六七十年代）。——译者注我们不应该忘记，只是为了娱乐，而将性的神话说成进步的东西，是由那些知道这是一桩好生意的人推动的。让我感觉有趣的是，年轻一代不仅为此神话买单，还对其背后的虚伪视而不见。奇怪的是，在一个对性的表里不一如此不欢迎的时代，那些宣传某种审查自由的人是多么虚伪，可大众却未曾注意到这些。还是说，认识到他们的目的真的就那么困难吗？又或者真的那么难明白，他们真正关心的事情只是无休止地赚钱？

一个企业，除非面对的是某种大量的需求，否则不会有什么商业成功。在目前的文化中，我们正见证着一场可以称之为"性欲通胀"的现象。这是可以理解的，人们只是用这种现象来对抗日益泛滥的存在空虚而已，同时它也被拿来作为对抗如下现实的方式：人们不再受驱力和本能驱使，也不再由传统观念或者价值观来告诉他们应该做些什么，而今，人们常常不知道他们到底想要的是什么。

由于性本能过度膨胀产生了存在空虚，从而导致了"性欲通胀"的出现。正如其他任何形式的通胀——比如说，货币市场上的——性通胀与贬值有关："性"因其去人性化而遭到了贬低。如此，我们观察到一种活在性生活中的方式，且这种方式并未融入个人的生活中，而是一种"活着为了享乐"的态度。那么，对性的去人性化就是存在挫折——人类追求意义时遭遇到的挫折——的一种症状。

原因如此之多，但结果怎么样呢？人们对意义的追求越是受挫，就越会专心致力于"追求幸福"，那可是自美国《独立宣言》宣布以来就被如此命名的事物。当这样一种追求从找寻意义的挫折中萌生时，它会带着中毒还有麻醉的目的。如果对它进行彻底的分析，会发现它是一种自我挫败，因为幸福是只有在一个人过上自我超越的生活时才会产生的感觉，那意味着一个人将自己奉献给一项事业，或奉献给某个倾心去爱的人。

在这一方面，性幸福是最具代表性的例子了。我们越是将它视为一个目标，就越会与它失之交臂。在男性患者身上，他越是关注自己的性功能，他就越可能不举；而对于女性患者来说，她越是希望表现出有能力感受到完全的性高潮，她就越有可能患上性冷淡。在我数十年的精神科从业历程中，所遇到的绝大部分性神经症都可以简单地追溯到上面所说的原因。

正如我在别的地方已经详细表述过的（见本书的第4

章与第 5 章），性神经症常常可归因于对所谓成功性交的高品质要求。相应地，对于此类个案的治愈必须始于去除对这种高品质的期待。我已研发出一种技术以及相应的疗法，相关文章的第一次发表是以英文形式发表在国际性学杂志上。然而，在所有这些内容中，我想要指出的就是这样一个事实：由于上文所述的动机，美国目前的文化崇拜性成就，崇拜十分有性能力的人，这进一步增加了性神经症个体对性生活质量的需求，从而促发了他神经症的发作。

通过使女性伴侣变得更加有需要、更加主动，避孕药也在鼓励男性伴侣将性交体验作为对他们的要求。美国的作家们甚至指责妇女解放运动释放了对女性的旧禁忌和抑制，甚至连女大学生都会要求性满足——当然要从男大学生那里索取了。这导致了新问题的出现，即所谓的"大学阳痿"或者"新阳痿"症状（Ginsberg et al., 1972）。[⊖]

我们可以在非人类层面上观察到类似的现象。有一种

⊖ "女性已经开始了解性高潮，"新英格兰公司性健康中心前主任尼尔斯·A. 弗里德曼（Nyles A. Freedman）说，"对性功能的强调有着破坏性，因为它会制造对性功能的焦虑和恐惧。性无能正在增加，这至少可以部分地归因于男性太希望满足女性的期待。"

鱼类，雌性会经常"卖弄风情"地游动，来吸引雄性进行交配。不过，康拉德·洛伦茨成功训练出一条与其行为相反的雌性鱼，它会强烈地主动追求雄性。后者的反应如何呢？就像我们可能在男大学生那里看到的：对于性交完全无能为力。

至于避孕药，我们只讨论了副作用，即负面的影响。从积极的方面来看，我们必须承认它正起着无法估量的作用。如果爱确实体现为人类的性爱，药物使得性与生殖的联系自动分离开来，从而使它成为表达纯洁爱情的方式。正如我们所说，人类的性绝不能仅仅作为一种为快乐原则服务的工具。然而，如我们现在所看到的那样，性的意义也不应该仅仅是作为一种生殖本能所决定的生物行为。避孕药已经把性从这种暴政中解放出来，从而实现其真正的可能性。

维多利亚式的性禁忌和性压抑正在衰落，而性的自由已经开始。我们不能忘记的是，除非让自由存在于责任的名义之下，否则它可能会沦为过度的自由和恣意妄为。

第 8 章

运动：新时代的苦行主义㊀

当人类处在多余的需要和紧
张中时，他们也就失去了忍耐这
种状态的能力。

㊀ 本章曾作为论文宣读于 1972 年慕尼黑奥运组委会主办的科
学大会。

我想谈一谈最广泛意义上的体育运动，也就是说，将体育作为一种人类现象来考虑。这意味着我要谈论真实的现象，而不是它在奥林匹克沙文主义统治下的堕落或在商业主义影响下的滥用。不过，只要我们仍坚持那种在当前动机理论中占主导地位的人的概念，就会阻碍对这个被称为体育的现象的真实探究。根据那些理论，人类是一种"有需要且需要满足这些需要的生物"，在最终的分析中，只有通过"张力的降低"来结束这种冲突，即为了维持或恢复被称为"内稳态"的内部平衡。"内稳态"是一个从生物学那里借来的概念，但后来有人证明那是站不住脚的。路德维希·冯·贝塔朗菲证明，生长和繁殖等原始生物现象无法用稳态原理来解释；库特·古尔德斯坦（Kurt Goldstein）甚至证明了，只有病理性运作的大脑才会无条件地尝试回避张力。我认为，人类从来不关注这样的内在条件，而只关注世界上的某些事物或某些人——无论是为了某项事业，还是为了某个爱侣（这意味着伴侣不仅仅被视为一种满足需要的手段）。换句话说，人类的存在——只要它还没有被神经症扭曲——总是指向其他事物并与其相关联，我把这种特征称为"人类存在的自我超越性"。自我实现是可能的，但只有当它作为自我超越的副产物时

才会达到。^㊀

针对与"稳态理论"的不同，我想提出关于张力的以下四个设想：①人不但不会首先关心张力的降低，他甚至需要张力；②因此，他会寻找张力；③但是，在这个时代，他找不到足够的张力；④这便是他有时会自己制造张力的原因。

- 人不应该受到太大的张力，这一点我相信是无须讨论的。他需要的是一个适度的量、一个健康的量。^㊀要求太高会导致疾病，缺乏挑战同样如此。从这个意义上来说，沃纳·舒尔特（Werner Schulte）曾指出，紧张感的释放是神经衰弱的典型原因。即使是"压力"这一概念的提出者汉斯·席尔（Hans Selye），最近也承认"压力是生命的调味剂"。更进一步来

㊀ 不应将此与宗教意义上的任何超验事物相混淆。自我超越指的只是这样一个事实，即人们忘记自己、奉献自己得越多，他就越能够活得像一个人。

㊀ 人类存在的特征不仅在于其自我超越性，还在于其自我分离的能力。我们还应该看到的是，真实状态与理想状态之间总是存在着某种距离，是我们作为人类固有的一种现实。而实证研究还表明，现实自我和理想自我之间如果紧张的关系太少，会像太过紧张一样，对心理健康产生不利的影响。

说，人需要一种特定的张力，即一方面要在人与人之间建立紧张感，另一方面必须实现某种生命的意义。事实上，如果一个人没有面对任何任务的挑战，从而避免了由这些任务引起的紧张，那么某种类型的神经症——心灵神经症——就可能会发生。

- 因此，人们不仅在回避紧张，还在寻求紧张，特别是会寻求可能增加其存在意义的任务。正如近几十年来的实证研究所证实的那样，人们基本上是被我所说的"追求意义的意志"所驱动的。

- 然而，当下有很多人无法找到这样的意义和目的。与西格蒙德·弗洛伊德的研究结果不同，人类首先所要面对的不再是挫折，而是与存在议题相关的沮丧。与阿尔弗雷德·阿德勒的调查结果也不同，人们主要的困扰不再是自卑感，而是一种无意义感和空虚感，我将其称为"存在空虚"的状态。它的主要症状是无聊！19世纪时，亚瑟·叔本华说："人类似乎注定永远要在两个极端之间摇摆不定，那就是得不到的痛苦和得到后的空虚。"○现在，我们显

○ 我觉得就算是宽松的时期，也有一些压制性的教育方式，与放任的时期相反。目前，极端放任自流似乎正在减弱。

然已经到达了后一种极端。富裕的社会为人们提供了种类繁多的消遣方式，但人们看不到人生的目标，看不到生活的意义。而且，我们生活在一个闲适又散漫的社会里，越来越多的人有更多的时间花钱，但所花的钱通常没有什么意义。所有这些加起来就可得出一个结论，即当人类处在多余的需要和紧张之中时，他们也就失去了忍耐这种状态的能力。更重要的是，他们没有能力放弃。但荷尔德林说得对，"哪里有危险，哪里就有救援"。由于富裕社会提供的紧张太少，人类就开始制造紧张。

- 人们人为地制造了被富裕社会赦免的紧张！他们通过向自己提出要求——自愿将自己暴露于压力情境中，就算只是暂时的——来为自己制造紧张。如我所观察到的，这正是体育运动可以带来的作用！人们对自己提出了如下要求：达到一种不必要的成就。在富裕的汪洋大海中，苦行主义的岛屿出现了！事实上，我认为体育正是当代的一种苦行主义形式。

不必要的成就是什么意思呢？我们生活在这样的时代：人们不需要走路——可以开车；他们不需要爬楼梯——可

以乘电梯。但是，在这种情况下，他们突然开始攀岩！对于"没毛的猿猴"来说，他们不再需要攀爬树木，所以他们开始刻意又自愿地爬山，攀爬陡峭的悬崖！虽然在奥运会上还没有攀岩运动，但希望可以允许我重点讨论一下攀岩运动的问题。

我之前说过，攀岩被人们人为地定义为必需品，这种运动本已退出了人类进化的历程。当然了，这种解释仅限于攀岩的第三级难度——没有任何猿猴能够进行超过三级难度的攀岩。即使是在直布罗陀悬崖周围攀爬的猿猴们，也无法应对上周在奥地利蒂罗尔州和德国巴伐利亚州的一些攀岩者遇到的困难。他们是首个在巴西里约热内卢征服甜面包山（the Sugar Hat）的登山团体。让我们记住攀岩第六级难度的技术定义——接近人类可能性的极限！所谓的"极限"攀岩者超越了人造必需品的范畴，他们对这种可能性很感兴趣，对于人类可能性的极限究竟在哪里非常感兴趣！他们希望把它找出来。可是，极限是一种虚无缥缈的东西，就像地平线一样，人们永远只会在接近它时又将其推向更远的地方。

还有其他一些对于体育的解释，那些解释绝不能对这种人类现象做出公正的判断。它们不仅绕过了世俗苦行主义的功能，还基于一种过时的、已被废弃的动机理论，该理论将人描述为：为了摆脱他们内心的紧张，世界上的一切最终只能作为驱力和本能的满足方式，包括他们的攻击性冲动。然而，与这种封闭系统的概念相反，人是一种正在追求实现意义并寻求与其他人相遇的存在，而这对于人类来说，绝不仅仅是一种攻击性、性驱力和本能的实现方式。

然而，关于让人们摆脱这一切的替代方案——将它们升华的可能性——卡罗琳·伍德·谢里夫（Carolyn Wood Sherif）警告我们，人类的概念不要停滞在封闭系统的幻觉里，比如说，通过将攻击性引入无害的活动（例如体育运动）来将其动能释放。相反，有大量研究证据表明，成功实施攻击性行动绝不是减少后续攻击性行为的方式，而是增加后续发动攻击概率的最佳方式（这些研究包括了动物行为和人类行为）。

大家可能会发现，在存在空虚中肆意成长的不仅会有性的"生本能"（libido），还会有具侵略性的"死本能"（destrudo）。罗伯特·杰伊·利夫顿（Robert Jay Lifton）似乎同意我的观点，他说："一个人在被无意义感吞噬的时候，是他最容易被杀的时刻。"⊖有统计学证据支持这一假设。

现在谈一谈我的体育理论如何应用于体育实践。我刚才说，人类很想知道他们可能性的极限，但是当接近它时，又会将它推得更远，就像地平线一样。从这一点可以看出，在任何比赛中，运动员都是在与自己竞争。他是自己的竞争对手，至少应该是这样。这不是什么精神道德处方，而是一种事实陈述，因为一个运动员，他与别人竞争的次数越多，击败的人数越多，他就越不能发挥出自己的潜力。相反，他越专注于尽力而为，不过多关注成功与否，他的努力就越早也越容易得到成功的加冕。有些事情总是会回避直接的意图，它们只能作为想要得到另一些东西的副产品来获得。当它们成为直接目标的时候，人们也就会失去这些目标。性的快乐就是一个例子：人们越是努力尝试得到它，就越得不到。

有些事情和体育比赛类似。尝试尽量做到最好，你就可能会成为赢家；一直想要赢，反而可能会失败，因为那

⊖ *History and Human Survival* (New York：Random House，1969).

样的话，你会变得紧张而不是保持放松的状态。更糟糕的是，你不应该试着证明你是最棒的，而要试图找出："哪一个看起来更好呢？是你自己还是你自己呢？"⊖事实上，伊洛娜·古森鲍尔（Ilona Gusenbauer）（她一直是跳高世界纪录保持者，直到 1972 年慕尼黑奥运会才被打破）最近在接受采访时说："我不会告诉自己必须打败别人。"再举一个例子，奥地利国家足球队在中场休息时，他们以 0∶2 落后于匈牙利队。按他们的教练所说，在那时，奥地利队员们是"沮丧、气馁和悲观的"，但他们在中场休息后兴致勃勃地回到了比赛场上。这期间到底发生了什么？当时教练赫尔·斯塔斯特尼（Herr Stastny）告诉队员们，他们仍有机会，但他不会因为失败而责怪他们，只要他们现在真的尽力而为。最终的比赛结果是 2∶2——一个让大家对他们无比钦佩的比分。

驱使运动员前进的最佳动机——把结果最大化——要求他们与自己竞争，而不是总盯着别人。这种态度与"过度注意"是相反的，在意义疗法中，这个专业词语表示的是一种神经症性习惯：一直将某物作为意愿和注意力的

⊖ 引自维也纳古老的著名喜剧。

目标。"矛盾意向法"是意义疗法中的一种技术，旨在抵消"过度注意"。它已经被成功运用于治疗神经症，也成功治好了美国棒球队教练罗伯特·L.康泽普（Robert L. Korzep）——后来他认为，这种技术完全可以被运用在体育运动中。在美国加利福尼亚州圣迭戈的美国国际大学意义疗法学院里，康泽普在以下演说中总结了他的经验："我是一名体育运动教练，对心态这个议题及其对团队输赢的影响非常感兴趣。我的观点是，意义疗法适用于体育运动中出现的很多情况，比如说压力、赛前焦虑、担心失败、缺乏自信等，它对于团队的牺牲和奉献精神，以及一些问题运动员也有效。在我的教练经历中，可以回想起在很多比赛中涉及个人和团体行为的突发事件，它们或许可以通过意义疗法的技术得到补救。我对于意义疗法中的矛盾意向概念为体育运动提供的可能性非常期待。"

多年来一直担任游泳教练的沃伦·杰弗里·拜尔斯（Warren Jeffrey Byers）也提到了一些关于将意义疗法应用于竞技游泳的经验："意义疗法适用于实际的教练机制。每个教练都知道紧张感是优越表现的敌人。游泳比赛期间紧张的主要原因是过度关注胜利或成功，运动员可能会担心在下一个赛道上能否击败对手。在运动员高度渴望成功的那一刻，他会表现得更差。如果运动员存在着过度注意，他可能会失去对对手速度的感受。运动员会看着他的对手，看看他是怎样做的。在教导这种问题学生时，我会向他强调在比赛中发挥好自己的水平有多重要。我也会使用一些矛盾意向法。过度注意还有另一个消极后果。我知道运动员在游泳比赛前可能会变得非常紧张和焦虑。他们会失眠，特别是在比赛的前一天晚上，我的任务是让他们冷静下来。我使用了一种去反省技术，我希望运动员能够把注意力从他专注于赢得比赛这件事上移开，转而专注于如何好好地进行自己的比赛。如果运动员试图成为自己最好的对手，那么他将会表现出最好的状态。这些是意义疗法适用于游泳运动和教练的几种方式。我觉得意义疗法可以成为一种强大的辅导工具。不幸的是，很多教练都没有见识过意义疗法。毫无疑问，当这个词通过与游泳相关的杂志向更多的教练传播时，意义疗法在游泳训练中的使用将会更加普遍。"

现在让我们听听一位曾是全欧洲冠军的运动员是怎么说的："我七年来一直保持不败的战绩，后来加入了国家队。现在我对自己施加了压力，我觉得必须赢得比赛，整个国家都希望我能赢。每场比赛开始前的那段时间都很难熬。"过度注意的强化还伴随着伙伴关系的恶化，"这些家伙"——他的队友们——"平常是最好的朋友，除了在比赛前的那段时间，因为那时候相互之间只有憎恨"。

与此形成对照的是 E. 金·亚当斯（E. Kim Adams），他是我之前的一名学生，同时也是跳伞运动的冠军，他说起另一位明星运动员："真正的运动员只与自己竞争。目前跳伞运动领域绝对的世界冠军是克莱·谢勒普（Clay Schoelpple），我们从小一起长大。他在分析为什么是自己而不是对手赢得了最后的竞赛时，简单地说，对手只想着赢，而克莱只与他自己竞争。"所以最终的胜利者必然是他了。

附　记

▪ 特里·奥利克（Terry Orlick）博士是渥太华大学的体育心理学教授。他说："弗兰克尔所说的'矛盾意向法'值得推荐。不是试图去摆脱焦虑，而是尝试坚持下去，随后焦虑就会自行消失。如果你非常担心在一件重要事情开始之前会焦虑得瘦掉 2 磅，那就试着先减掉 4 磅。一些运动员发现这种方法非常有效。我记得最近的两个案例，这两个有焦虑倾向的运动员认为'矛盾意向法'在对他们来说非常重要的比赛中相当有用。其中一名运动员在比赛开始前变得非常焦虑，他问自己，'我到底在焦虑什么'，然后他对自己说，'我要把我有多么焦虑的情绪全都展示给他们看。当我试图增加我的焦虑时，它突然就消失了'。另一名运动员在参加世界冠军赛之前非常焦虑，以至于她几乎开始反胃。她没有尝试放松紧张，而是试着去充分体验它。她对自己说，'我很担心我会生病，然后想想这是多么荒谬啊，接着我开始大笑，再后来焦虑就消失了'。"

第二部分　意义漫谈

The
Unheard
Cry
for
Meaning

❧

第 9 章

症状还是疗法：
一个精神病学家眼中的现代文学[一]

如果创作者无法使读者免于绝望，他至少应该避免给他们种下绝望的种子。确实，作者们应该拥有发表意见自由和表达自由的权利，但自由不是全部，不是整个画卷的全部。自由需要由责任来平衡，否则它就可能堕落为恣意妄为。

[一] 本章是 1975 年 11 月 18 日在维也纳希尔顿酒店举行的国际笔会上，作者作为受邀嘉宾发表的演讲文章。

当我接到参加此次会议的邀请函时，首先感到的是有点儿犹豫。已经有非常多的现代文学家涉足精神病学领域——当然，那是一种相当过时的精神病学——而我却不愿意成为一名涉足现代文学领域的精神病学家。更重要的是，精神病学家对于现代文学的主题也没什么好说的。大家都认为"精神病学家什么都知道"，这种想法完全是个错误。比如说即使到了今天，我们这些精神病学家仍然不知道导致精神分裂症发病的真正原因究竟是什么，更不知道怎么样才能治愈它。正如我常说的那样，我们既不是"无所不知的"，也不是"无所不能的"，大家可以赋予我们的唯一一种神圣属性，是"无所不在"——你可以在每个座谈会和每个讨论会上找到我们，就像今天这个会议也是。

我觉得我们应该停止神化精神病学，而开始将其人性化。作为讲座的开始，我们首先需要学会区分人性与病理性。换句话说，一方面，区分出什么是精神或者情绪疾病；另一方面，区分出诸如什么是"存在的绝望"，即对于现今普遍存在的无意义感的绝望——这是现代文学十分喜欢的主题，不是吗？西格蒙德·弗洛伊德曾写道："当一个人开始寻找生命的意义及价值时，他就已经病了。"不过我会觉得通过寻找生命的意义，人们的人性会得以彰显。叩问生命的意义是一种人类层面的行为，叩问这样一种意义是否可以达到也是。

退一万步讲，就算在特定情况下，我们得出的结论是作者真的是个病人，他得的不止是神经症，而且是种精神病，那么这是否能推翻他的作品所触及的真相呢？或者，是否能就此否定他作品的价值呢？我认为不能。二乘二等于四，这个表述不管是从一个正常人口中说出，还是从一个精神病人口中说出，它的正确性都不会受到影响。同样，我相信荷尔德林的诗篇或者尼采的哲学不会因为他们受过精神分裂症以及麻痹性痴呆的折磨而显得逊色。我非常肯定人们仍会阅读荷尔德林和尼采的作品，且他们的名字也会一直受到敬仰，而那些打开过这两例精神病"个案记录"的精神病学家们，却早已被人们遗忘。

病态的存在并不阻碍作家的工作，不过也不会支持。没有哪个患有精神病的作家是因为他的精神病而创造了一部重要作品，而有可能的是，这个作家尽管患有精神病，还是创造了那样一部作品。疾病本身绝不会是具有创造性的。

近来，从精神病学的角度看现代文学已经成为一种时尚，特别是将其视为无意识心理动力的产物。因此，所谓的深度心理学已经开始发现它的主要任务，即揭露那些文学创作的隐藏动机。请允许我引用一篇评论，来向大家展示一个作家是如何被放到我所说的"普罗克汝斯特斯之床"上的。这篇评论发表在《存在主义杂志》上，由一位著名的弗洛伊德主义者所写，是一篇对歌德的热情评说，上面写道："在这 1538 页中，作者向我们描绘了一个天才，他的身上出现的症状包括了躁狂抑郁、偏执和癫痫症、同性恋、乱伦、窥阴癖、露阴癖、恋物癖、阳痿、自恋、强迫性神经症、歇斯底里症、狂妄自大等。作者似乎只关注作为艺术产品基础的本能动力。这引导我们相信，歌德的作品只是前生殖器期固着的结果。他的斗争并不是为了理想、为了美、为了价值，而是为了克服一个令人尴尬的早泄问题。"[⊖]

我认为，一旦揭露式心理学家开始遭遇真实的东西，揭露就必须停止。如果他不在那种时刻停止，他所揭露的就是他自己的无意识动机，即贬低人类身上潜藏着的伟大品格。

⊖ *Journal of Existentialism*, 5, 1964, p.229.

人们可能想知道为什么揭露和揭穿的做法对读者如此有吸引力。听别人说起歌德也只是一个神经症患者，对于我们来说可以是一种安慰，至少可以说，他就像你和我以及其他所有神经症患者一样（并且让没有神经症缺陷的人成为第一个向我们发起攻击的人）。这样说来，听到那个人只不过是一只"没毛的猿猴"，这也会是一件好事；又或者他只是在本我、自我和超我的游乐场中被驱力和本能扣押的人质和玩物，只是调节和学习过程的产物，只是社会经济环境、烦恼和情结的受害者。

正如布赖恩·古德温（Brian Goodwin）曾观察到的："人们去直面这样的事情是件好事，去面对我们作为一个人，有时候只不过就是这个东西或那个东西而已，就像有时候人们需要相信良药苦口一样。"⊖在我看来，至少有一些喜欢进行揭露的人，在还原论所鼓吹的"只不过是"中享受着一种自虐的乐趣。

回到对现代文学的揭露现象，无论文学作品中所谓的

⊖ "Science and Alchemy," in *The Rules of the Game: Cross-disciplinary Essays on Models in Scholarly Thought*. Ed. by Teodor Shanin. London: Tavistock Publications, 1972, p.375.

根源是异常的还是正常的，是无意识的还是有意识的，事实仍然是：写作往往被视为一种自我表达的行为。但是，我认为有言说而后才有写作，而有思考才有言说，如果缺乏用来思考的东西，或者缺少有意义的东西，就不可能有思考。这同样适用于写作和口语，因为它们总与其必须传达的意义有关。除非语言带有这一类的信息，否则它就不能被称为真正的语言。"媒介即信息"是错误的；相反，我认为正是信息本身使得媒介成为真正的媒介。

语言不仅仅是自我表达，它总是指向某种超越其自身的东西。⊖换句话说，它总是实现着自我超越，正如大多数人的存在一样。作为人类，常常会朝向某件事情或者某个人，而不会只盯着自己。他会以此实现某种意义，或者实现与另一个人的相遇，就像一双健康的眼睛一样，它看不到自己，也只有在它忽略自己、忘却自己、将自己完全奉献出来时，它的功能才能发挥到极致。忘却自己使他敏感，而奉献自己则使他具备了创造性。

凭借着人类存在的自我超越，人类成了一种追求意义

⊖ 精神分裂症患者的语言除外。多年前，我通过实验得出结论：精神分裂症患者的语言并不指向一个客体，而仅仅是主体情绪的表达。

的存在，他们受追求意义的意志所指使。不过，时至今日，追求意义的意志遭受了挫败。越来越多的病人来找我们这些精神病学家，抱怨着无意义的感觉，还有徒劳感与荒谬感背后的空虚。他们是这个时代群体神经症的受害者。

这种无意义感可能在某个层面上与今天的会议主题相关。现在的世界，在这30年里相对的和平，使得人们有机会抛开生存问题开始了某种思考。现在我们会问，除了生存，人类的终极意义是什么？——如果有所谓终极意义的话。用恩斯特·布洛赫（Ernst Bloch）的话说："今天，人们已经有能力开始思考以前只有在临终病床上才会思考的问题。"

像暴力和吸毒成瘾等全球性问题，还有惊人的自杀率，尤其是学校青年的自杀率，都是这种症状的一部分，一部分现代文学也是症状之一。只要现代文学仅仅用于自我表达，且仅以自我表达作为内容——只用来进行自我展示就更过分了——它所反映的就只能是作者的无用感和荒谬感。更重要的是，这样做的同时，作者也在制造荒谬。这种现象很好理解，因为事实上意义只能被发现，而无法被发明。感受是无法被创造出来的，但无稽之谈可以。

照这样看，一个作家会试图用荒谬和毫无意义的话语来填补空虚，就一点儿都不奇怪了。

不过，另一种选择一直存在。现代文学不一定要成为今天群体神经症的其中一种症状，它完全可以成为有助于治疗的手段。作家们若是已经经历过由生命的无意义感引发的绝望，他们可以将自己的苦难作为人类祭坛上的祭品。他们的自我揭露可以帮助深陷同样泥潭中的读者们，帮助他们克服这一困境。

作者们可以提供给读者的还有另一种东西，即唤起读者团结一致的意识。这样做的话，文学中的这一症状就可以成为疗法。不过，如果现代文学要对人们进行这种治疗，或者要实现其治疗的可能性，就必须避免将虚无主义变成犬儒主义。比如，作者可能与读者分享他自己的无用感，只是冷嘲热讽地鼓吹存在的荒谬也是一种不负责任的行为。如果作者无法使读者免于绝望，他至少应该避免给他们种下绝望的种子。

明天我将荣幸地在奥地利书展上致开幕词。我选择的演讲题目是"作为疗法的书籍"，换句话说，我想谈谈通过阅读实现的自我疗愈。我会告诉听众一个一本书改变了读者生活的案例，以及一些读者通过阅读书籍避免了自杀的案例。我还会谈论一些关于书籍在人们临终时或在监狱里有所帮助的案例。我会谈到阿龙·米切尔（Aaron Mitchell），他是美国旧金山附近圣昆廷监狱毒气室中的最后一名受刑者。当时我应监狱长的邀请去给囚犯们做讲座。当讲座结束的时候，一个人站了起来，并问我能不能对米切尔说几句话，他在几天之后将要接受死刑。那是一个挑战，而我必须接受它，于是我跟米切尔先生谈了些我自己在纳粹集中营里的经历：那时，我也曾生活在毒气室的阴影之下。我告诉他，即使在那个时候，我也没有放弃一个信念："生命无条件地存在着意义。"因为要么生命都有意义——它必须保存其意义，即使它的时间十分短暂；要么生命都没有意义，若真的是这样，多活几年并使这种毫无意义的做法一直持续下去也不会有任何意义。"而且，相信我，"我说，"即使是一种一直没有呈现过意义的生活，换句话说，一种已经被浪费掉的生活，在生命的最后一刻，人们仍然可以通过最后的选择赋予自己的生命以意义。"为了说明这一点，我给他讲了列夫·托尔斯泰在小说《伊凡·伊里奇之死》中所写的故事。书中讲述的是一个 60 岁左右男人的故事，他突然得知他将在几天内死去，但是通过自己的洞察，他升华了自己，超越了自己，以至于在他面对死亡时，而且是面对他已浪费了自己的一生这一事实时，他发现他的生活几乎毫无意义，最后反而能够补偿性地以无限的意义充实他的生命。

在阿龙·米切尔被处决前不久，他接受了《旧金山纪事报》的采访，他毫不怀疑自己已经完全理解了托尔斯泰的意思。

从这个案例中，你可以看到，民众可以从作者们身上获得多少好处，即使在极端的情况下也可以，而接近死亡时的情形就更不需要怀疑了。你也可以看到作为一个作者，他身上的社会责任感产生的影响力有多么深远。确实，作者们应该拥有发表意见自由和表达自由的权利，但自由不是全部，不是整个画卷的全部。自由需要由责任来平衡，否则它就可能堕落为恣意妄为。

The
Unheard
Cry
for
Meaning

参考文献

第 3 章

Bühler Ch. (1970), Group psychotherapy as related to problems of our time, *Interpersonal Development*, 1, 3-5.

Bühler, Ch., and M. Allen (1972), "Introduction into Humanistic Psychology," Belmont: Brooks/Cole.

Frankl, V. E. (1955), "The Doctor and the Soul: From Psychotherapy to Logotherapy," Bantam Books, New York.

Frankl, V. E. (1962), "Man's Search for Meaning: An Introduction to Logotherapy," Beacon Press, Boston.

Frankl, V. E. (1966), Self-transcendence as a human phenomenon, *J. Humanistic Psych.*, 6, 97-106.

Frankl, V. E. (1967), "Psychotherapy and Existentialism: Selected Papers on Logotherapy," Simon and Schuster, New York.

Holmes, R. M. (1970), Alcoholics anonymous as group logotherapy. *Pastoral Psych.*, 21, 30-36.

Spiegelberg, H. (1972), "Phenomenology in Psychology and Psychiatry," Northwestern University Press, New York.

Yalom, I. D. (1970), "The Theory and Practice of Group Psychotherapy," Basic Books, New York.

第 4 章和第 5 章

Agras, W. S. (ed.), *Behavior Modification: Principles and Clinical Applications*. Boston, Little, Brown and Company, 1972.

Allport, G. W., Preface, in V E. Frankl, *From Death-Camp to Existentialism*. Boston, Beacon Press, 1959.

——, *Personality and Social Encounter*. Boston, Beacon Press, 1960.

Bandura, A., "Modelling Approaches to the Modification of Phobic Disorders," in *The Role of Learning in Psychotherapy*. London, Churchill, 1968.

Benedikt, F. M., *Zur Therapie angst- und zwangsneurotischer Symptome mit Hilfe der "Paradoxen Intention" und "Dereflexion" nach V. E. Frankl*. Dissertation, University of Munich, 1968.

Briggs, G. J. F., "Courage and Identity." Paper read before the Royal Society of Medicine, London, April 5, 1970.

Buhler, C., and M. Allen, *Introduction to Humanistic Psychology*. Monterey, Brooks-Cole, 1972.

Dilling, H., H. Rosefeldt, G. Kockott, and H. Heyse, "*Verhaltenstherapie bei Phobien*, *Zwangsneurosen*, *sexuellen Störungen und Süchten*." *Fortschr. Neurol. Psychiat.* 39, 1971, 293-344.

参考文献

Frankl, V. E., "*Zur geistigen Problematik der Psychotherapie.*" *Zentralblatt für Psychotherapie*, 10, 1938, 33.

——, "*Zur medikamentösen Unterstützung der Psychotherapie bei Neurosen.*" *Schweizer Archiv für Neurologie und Psychiatrie*, 43, 1939, 26-31.

——, *Ärztliche Seelsorge*. Vienna, Deuticke, 1946.

——, *Die Psychotherapie in der Praxis*. Vienna, Deuticke, 1947.

——, "The Pleasure Principle and Sexual Neurosis." *International Journal of Sexology*, 5, 1952, 128-130.

——, "*Angst und Zwang.*" *Acta Psychotherapeutica*, 1, 1953, 111-120.

——, *The Doctor and the Soul: From Psychotherapy to Logotherapy*. New York, Knopf, 1955.

——, *Theorie und Therapie der Neurosen*. Vienna, Urban & Schwarzenberg, 1956.

——, "On Logotherapy and Existential Analysis." *American Journal of Psychoanalysis*, 18, 1958, 28-37.

——, "Beyond Self-Actualization and Self-Expression." Paper read before the Conference on Existential Psychiatry, Chicago, December 13, 1959.

——, "Paradoxical Intention: A Logotherapeutic Technique." *American Journal of Psychotherapy*, 14, 1960, 520-535.

——, *Man's Search for Meaning: An Introduction to Logotherapy*. Boston, Beacon Press, 1962.

——, "Logotherapy and Existential Analysis: A review." *American Journal of Psychotherapy*, 20, 1966, 252-260.

——, *Psychotherapy and Existentialism: Selected papers on Logotherapy*. New York, Washington Square Press, 1967.

——, *The Will to Meaning: Foundations and Applications of Logotherapy*. New York, New American Library, 1969.

Gerz, H. O., "The Treatment of the Phobic and the Obsessive-Compulsive Patient Using Paradoxical Intention sec. Viktor E. Frankl." *Journal of Neuropsychiatry*, 3, 6, 1962, 375-387.

——, "Experience with the Logotherapeutic Technique of Paradoxical Intention in the Treatment of Phobic and ObsessiveCompulsive Patients." *American Journal of Psychiatry*, 123, 5, 1966, 548-553.

Ginsberg, G. L., W. A. Frosch, and T. Shapiro, "The New Impotence." *Arch. Cen. Psychiat.*, 26, 1972, 218-220.

Hand, I., Y. Lamontagne, and L. M. Marks, "Group Exposure (Flooding) *in vivo* for Agoraphobics." *Brit. J. Psychiat.*, 124, 1974, 588-602.

Havens, L. L., "Paradoxical intention." *Psychiatry & Social Science Review*, 2, 2, 1968, 16-19.

Henkel, D., C. Schmook, and R. Bastine, *Praxis der Psychotherapie*, 17, 1972, 236.

Huber, J., *Through an Eastern Window*. New York: Bantam Books, 1968.

Jacobs, M., "An Holistic Approach to Behavior Therapy." In A. A. Lazarus (ed.), *Clinical Behavior Therapy*. New York, BrunnerMazel, 1972.

Kaczanowski, G., in A. Burton (ed.), *Modern Psychotherapeutic Practice*. Palo Alto, Science and Behavior, 1965.

——, "Logotherapy: A New Psychotherapeutic Tool." *Psychosomatics*, 8, 1967, 158-161.

Kocourek, K., E. Niebauer, and P. Polak, "*Ergebnisse der klinischen Anwendung der Logotherapie.*" In V. E. Frankl, V. E. von Gebsattel and J. H. Schultz (eds.), *Handbuch der Neurosenlehre und Psychotherapie*. Munich, Urban & Schwarzenberg, 1959.

Kvilhaug, B., "*Klinische Erfahrungen mit der logotherapeutischen Technik der Paradoxen Intention.*" Paper read before the Austrian Medical Society of Psychotherapy, Vienna, July 18, 1963.

Lapinsohn, L. I., "Relationship of the Logotherapeutic Concepts of Anticipatory Anxiety and Paradoxical Intention to the Neurophysiological Theory of Induction." *Behav. neuropsychiat.*, 3, 3-4, 1971, 12-24.

Lazarus, A. A., *Behavior Therapy and Beyond*. New York, McGrawHill, 1971.

Lehembre, J., "*L'intention paradoxale, procédé de psychothérapie*." *Acta Neurologica et Psychiatrica Belgica*, 64, 1964, 725-735.

Leslie, R. C., *Jesus and Logotherapy*: *The Ministry of Jesus as Interpreted through the Psychotherapy of Viktor Frankl*. New York, Abingdon, 1965.

Lorenz, K., *On Aggression*. New York, Bantam, 1967,

Lyons, J., "Existential Psychotherapy." *Journal of Abnormal and Social Psychology*, 62, 1961, 242-249.

Marks, I. M., *Fears and Phobias*. New York, Academic Press, 1969.

——, "The Origin of Phobic States." *American Journal of Psychotherapy*, 24, 1970, 652-676.

——, "Paradoxical Intention." In W. S. Agras (ed.), *Behavior Modification*. Boston: Little, Brown and Company, 1972.

——, "Treatment of Obsessive-Compulsive Disorders. " In H. H. Strupp *et al*. (eds.), *Psychotherapy and Behavior Change* 1973. Chicago, Aldine, 1974.

Masters, W. H., and V. E. Johnson, "Principles of the New Sex Therapy." *Am. J. Psychiatry*, 133, 1976, 548-554.

Medlicott, R. W., "The Management of Anxiety." *New Zealand Medical Journal*, 70, 1969, 155-158.

Muller-Hegemann, D., "Methodological Approaches in Psychotherapy." *American Journal of Psychotherapy*, 17, 1963, 554-568.

Noonan, J. Robert, "A Note on an Eastern Counterpart of Frankl's Paradoxical Intention." *Psychologia*, 12, 1969, 147-149.

Ochs, J. M., "Logotherapy and Religious Ethnopsychiatric Therapy." Paper presented to the Pennsylvania Sociological Society at Villanova University, 1968.

Pervin, L. A., "Existentialism, Psychology, and Psychotherapy." *American Psychologist*, 15, 1960, 305-309.

Polak, P., "Frankl's Existential Analysis." *American Journal of Psychotherapy*, 3, 1949, 517-522.

Rachman, S., R. Hodgson, and I. M. Marks, "The Treatment of Chronic Obsessive-Compulsive Neurosis." *Behav. Res. Ther.*, 9, 1971, 237-247.

Raskin, David E., and Zanvel E. Klein, "Losing a Symptom Through Keeping It: A Review of Paradoxical Treatment Techniques and Rationale." *Archives of General Psychiatry*, 33, 1976, 548-555.

Reynolds, D. K., *Morita Psychotherapy*, Berkeley, University of California Press, 1976.

Sahakian, W. S., and B. J. Sahakian, "Logotherapy as a Personality Theory." *Israel Annals of Psychiatry*, 10, 1972, 230-244.

Solyom, L., J. Garza-Perez, B. L. Ledwidge, and C. Solyom, "Paradoxical Intention in the Treatment of Obsessive Thoughts: A Pilot Study." *Comprehensive Psychiatry*, 13, 1972, 3, 291-297.

Spiegelberg, H., *Phenomenology in Psychology and Psychiatry.* Evanston, Northwestern University Press, 1972.

Steinzor, B., in *Psychiatry & Social Science Review*, 3, 1969, 23-28.

Stewart, J. M., in *Psychology and Life Newsletter*, 1, 1, 1972, 5.

Tweedie, D. F., *Logotherapy and the Christian Faith: An Evaluation of Frankl's Existential Approach to Psychotherapy.* Grand Rapids, Baker Book House, 1961.

Ungersma, A. J., *The Search for Meaning.* Philadelphia, Westminster Press, 1961.

Victor, R. G., and C. M. Krug, "Paradoxical Intention in the Treatment of Compulsive Gambling." *American Journal of Psychotherapy*, 21, 1967, 808-814.

Watson, J. P., R. Gaind, and I. M. Marks, "Prolonged Exposure," *Brit. Med. J.*, 1, 1971, 13-15.

Weisskopf-Joelson, E., "Some Comments on a Viennese School of Psychiatry." *Journal of Abnormal and Social Psychology*, 51,

1955, 701-703.

———. "The Present Crisis in Psychotherapy." *The Journal of Psychology*, 69, 1968, 107-115.

Yamamoto, I. "*Die japanische Morita-Therapie im Vergleich zu der Existenzanalyse und Logotherapie Frankls.*" In W. Bitter (ed.), *Abendländische Therapie und östliche Weisheit.* Stuttgart, Klett, 1958.

Yates, A. J., *Behavior Therapy.* New York, Wiley, 1970.

第7章

Irenaeus Eibl-Eibesfeldt, *Frankfurter Allgemeine Zeitung* (February 28, 1970).

Frankl, Viktor E., "The Pleasure Principle and Sexual Neurosis." *The International Journal of Sexology*, 5, 1952, 128.

———, *The Doctor and the Soul.* New York, Knopf, 1955.

———, *Man's Search for Meaning.* New York, Washington Square Press, 1963.

George L. Ginsberg, William A. Frosch and Theodor Shapiro, "The New Impotence." *Arch. Gen. Psychiat.*, 26, 1972, 218.

Abraham H. Maslow, *Religions*, *Values*, *and Peak-Experiences.* Columbus, Ohio State University Press, 1964.

The
Unheard
Cry
for
Meaning

延伸阅读

一、书籍类

BULKA, REUVEN P., *The Quest for Ultimate Meaning*: *Principles and Applications of Logotherapy*. Foreword by Viktor E. Frankl. New York, Philosophical Library, 1979.

CRUMBAUGH, JAMES C., *Everything to Gain*: *A Guide to Selffulfillment Through Logoanalysis*. Preface by Viktor E. Frankl. Chicago, Nelson-Hall, 1973.

——, W. M. WOOD, and W. C. WOOD, *Logotherapy*: *New Help for Problem Drinkers*. Chicago, Nelson-Hall, 1980.

FABRY, JOSEPH B., *The Pursuit of Meaning*: *Viktor Frankl*, *Logotherapy*, *and Life*. Preface by Viktor E. Frankl. Boston, Beacon Press, 1968; New York, Harper & Row, 1980.

——, REUVEN P. BULKA and WILLIAM S. SAHAKIAN, eds.,

Logotherapy in Action. Foreword by Viktor E. Frankl. New York, Jason Aronson, Inc., 1979.

FRANKL, VIKTOR E., *Man's Search for Meaning: An Introduction to Logotherapy.* Preface by Gordon W. Allport. Boston, Beacon Press, 1959; paperback edition, New York, Pocket Books, 1977.

——, *The Doctor and the Soul: From Psychotherapy to Logotherapy.* New York, Alfred A. Knopf, Inc.; second, expanded edition, 1965; paperback edition, New York, Vintage Books, 1977.

——, *Psychotherapy and Existentialism: Selected Papers on Logotherapy.* New York, Washington Square Press, 1967; Touchstone paperback, 1975.

——, *The Will to Meaning: Foundations and Appucations of Logotherapy.* New York and Cleveland, The World Publishing Company, 1969; paperback edition, New York, New American Library, 1976.

——, *The Unconscious God: Psychotherapy and Theology.* New York, Simon and Schuster, 1978.

——, *The Unheard Cry for Meaning: Psychotherapy and Humanism.* New York, Simon and Schuster, 1978; Touchstone paperback, 1979.

——, *Synchronization in Buchenwald*, a play, offset, $5.00. Available at the Institute of Logotherapy, 1 Lawson Road, Berkeley, CA 94707.

LESLIE, ROBERT C., *Jesus and Logotherapy: The Ministry of Jesus as Interpreted Through the Psychotherapy of Viktor Frankl.* New York and Nashville, Abingdon Press, 1965; paperback edition, 1968.

TAKASHIMA, HIROSHI, *Psychosomatic Medicine and Logotherapy.* Foreword by Viktor E. Frankl. Oceanside, New York, Dabor Science Publications, 1977.

UNGERSMA, AARON J., *The Search for Meaning: A New Approach in Psychotherapy and Pastoral Psychology.* Philadelphia,

Westminster Press, 1961; paperback edition, Foreword by
Viktor E. Frankl, 1968.

备注：以下所列维克多·弗兰克尔先生的著作均为德文版本，尚未被
翻译成英文。

FRANKL, VIKTOR E., *Die Psychotherapie in der Praxis*: *Eine
kasuistische Einfuhrung für Arzte*. Vienna, Deuticke, 1975.

——, *Anthropologische Grundlagen der Psychotherapie*. Bern,
Huber, 1975.

——, *Theorie und Therapie der Neurosen*: *Einfuhrung in Logoth-
erapie und Existenzanalyse*. Munich, Reinhardt, 1975.

——, *Der Wille zum Sinn: Ausgewahlte Vorträge über Logotherapie*.
Bern, Huber, 1978.

——, *Psychotherapie für den Laien*: *Rundfunkvorträge über
Seelenheilkunde*. Freiburg im Breisgau, Herder, 1978.

——, *Das Leiden am sinnlosen Leben*: *Psychotherapie für heute*.
Freiburg im Breisgau, Herder, 1978.

——, *Der Mensch vor der Frage nach dem Sinn*: *Eine Auswahl aus
dem Gesamtwerk*. Vorwort von Konrad Lorenz, Munich, Piper,
1979.

二、书籍文摘

ARNOLD, MAGDA B., and JOHN A. GASSON, "Logotherapy and
Existential Analysis," in *The Human Person*. New York, Ronald
Press, 1954.

ASCHER, L. MICHAEL, "Paradoxical Intention," in *Handbook of
Behavior Intervention*, A. Goldstein and E. B. Foa, eds. New
York, John Wiley, in press.

BARNITZ, HARRY W., "Frankl's Logotherapy," in *Existentialism
and The New Christianity*. New York, Philosophical Library,
1969.

BRUNO, FRANK J., "The Will to Meaning," in *Human Adjustment
and Personal Growth*: *Seven Pathways*. New York, John Wiley &

延伸阅读

Sons, Inc., 1977.

DOWNING, LESTER N., "Logotherapy," in *Counseling Theories and Techniques*, Chicago, Nelson-Hall, 1975.

ELLIS, ALBERT,and ELIOT ABRAHMS, "The Use of Humor and Paradoxical Intention," in *Brief Psychotherapy in Medical and Health Practice*. New York, Springer, 1978.

ELMORE, THOMAS M., and EUGENE D. CHAMBRES, "Anomie, Existential Neurosis and Personality: Relevance for Counseling," in *Proceedings*, 75th Annual Convention, American Psychological Association, 1967, 341-342.

FRANKL, VIKTOR E., Contributions to *Critical Incidents in Psychotherapy*, S. W. Standal and R. J. Corsini, eds. Englewood Cliffs, Prentice-Hall, 1959.

——, "Logotherapy and the Collective Neuroses," in *Progress in Psychotherapy*, J. H. Masserman and J. L. Moreno, eds. New York, Grune & Stratton, 1959.

——, "The Philosophical Foundations of Logotherapy" (paper read before the first Lexington Conference on Phenomenology on April 4, 1963), in *Phenomenology: Pure and Applied*, Erwin Straus, ed. Pittsburgh, Duquesne University Press, 1964.

——, "Fragments from the Logotherapeutic Treatment of Four Cases, With an Introduction and Epilogue by G. Kaczanowski," in *Modern Psychotherapeutic Practice: Innovations in Technique*, Arthur Burton, ed. Palo Alto, Science and Behavior Books, 1965.

——, "The Will to Meaning," in *Are You Nobody*? Richmond, Virginia, John Knox Press, 1966.

——, "Accepting Responsibility" and "Overcoming Circumstances," in *Man's Search for a Meaningful Faith: Selected Readings*, Judith Weidmann, ed. Nashville, Graded Press, 1967.

——"Comment on Vatican II's Pastoral Constitution on the Church in the Modern World, in *World*. Chicago,Catholic Action Federations, 1967.

——, "Paradoxical Intention: A Logotherapeutic Technique," in *Active Psychotherapy*, Harold Greenwald, ed. New York, Atherton Press, 1967.

——, "The Significance of Meaning for Health," in *Religion and Medicine: Essays on Meaning, Values and Health*, David Belgum, ed. Ames, Iowa, The Iowa State University Press, 1967.

——, "The Task of Education in an Age of Meaninglessness," in *New Prospects for the Small Liberal Arts College*, Sidney S. Letter, ed. New York, Teachers College Press, 1968.

——, "Self-Transcendence as a Human Phenomenon," in *Readings in Humanistic Psychology*, Anthony J. Sutich and Miles A. Vich, eds. New York, The Free Press, 1969.

——, "Beyond Self-Actualization and Self-Expression," in *Perspectives on the Group Process: A Foundation for Counseling with Groups*, C. Gratton Kemp, ed. Boston, Houghton Mifflin Company, 1970.

——, "Logotherapy," in *Psychopathology Today: Experimentation, Theory and Research*. William S. Sahakian, ed. Itasca, Illinois, F. E. Peacock Publishers, 1970.

——, "Reductionism and Nihilism," in *Beyond Reductionism: New Perspectives in the Life Sciences* (The Alpbach Symposium, 1968), Arthur Koestler and J. R. Smythies, eds. New York, Macmillan, 1970.

——, "Universities and the Quest for Peace," in *Report of the First World Conference on the Role of the University in the Quest for Peace*. Binghamton, New York, State University of New York, 1970.

——, "What Is Meant by Meaning?" in *Values in an Age of Confrontation*, Jeremiah W. Canning, ed. Columbus, Ohio, Charles E. Merrill Publishing Company, 1970.

——, "Dynamics, Existence and Values" and "The Concept of Man in Logotherapy," in *Personality Theory: A Source Book*,

延伸阅读

Harold J. Vetter and Barry D. Smith, eds., New York, Appleton-Century-Crofts, 1971.

———, "Youth in Search of Meaning," in *Students Search for Meaning*, James Edward Doty, ed. Kansas City, Missouri, The Lowell Press, 1971.

———, "Address Before the Third Annual Meeting of the Academy of Religion and Mental Health," in *Discovering Man in Psychology: A Humanistic Approach*, Frank T. Severin, ed. New York, McGrawHill, Inc., 1973.

———, "Beyond Pluralism and Determinism," in *Unity Through Diversity: A Festschrift for Ludwig von Bertalanffy*, William Ray and Nicholas D. Rizzo, eds. New York, Gordon and Breach, 1973.

———, "Meaninglessness: A Challenge to Psychologists," in *Theories of Psychopathology and Personality*, Theodore Millon, ed. Philadelphia, W.B. Saunders Company, 1973.

———, "Encounter: The Concept and Its Vulgarization," in *Psychotherapy and Behavior Change 1973*, Hans H. Strupp *et al.*, eds. Chicago, Aldine Publishing Company, 1974.

———, "Paradoxical Intention and Dereflection: Two Logotherapeutic Techniques," in *New Dimensions in Psychiatry: A World View*, Silvano Arieti, ed. New York, John Wiley & Sons, Inc., 1975.

———, "Logotherapy," in *Encyclopaedic Handbook of Medical Psychology*, Stephen Krauss, ed. London and Boston, Butterworth, 1976.

———, "Man's Search of Ultimate Meaning," in *On the Way to SelfKnowledge*, Jacob Needleman, ed. New York, Afred A. Knopf, Inc. 1976.

———, "The Depersonalization of Sex," in *Humanistic Psychology: A Source Book*, I. David Welch, George A. Tate and Fred Richards, eds. Buffalo, New York, Prometheus Books, 1978.

———, "Logotherapy," in *The Psychotherapy Handbook*, Richie Herink, ed. New York, New American Library, 1980.

FREILICHER, M., "Applied Existential Psychology: Viktor Frankl and Logotherapy," in *PsychoSources*, Evelyn Shapiro, ed. New York, Bantam Books, 1973.

FREY, DAVID H., and FREDERICK E. HESLET, "Viktor Frankl," in *Existential Theory for Counselors*. Boston, Houghton Mifflin Company, 1975.

FRIEDMAN, MAURICE, "Viktor Frankl," in *The Worlds of Existentialism*. New York, Random House, 1964.

GALE, RAYMOND F., "Logotherapy," in *Who Are You? The Psychology of Being Yourself*. Englewood Cliffs, Prentice-Hall, 1974.

HOWLAND, ELIHU S., "Viktor Frankl," in *Speak Through the Earthquake: Religious Faith and Emotional Health*. Philadelphia, United Church Press, 1972.

KIERNAN, THOMAS, "Logotherapy," in *Shrinks, etc.: A Consumer's Guide to Psychotherapies*. New York, The Dial Press, 1974.

KORCHIN, SIDNEY J., "Logotherapy," in *Modern Clinical Psychology*. New York, Basic Books, Inc., 1976.

LANDE, NATHANIEL, "Logotherapy (Viktor Frankl)," in *Mindstyles, Lifestyles: A Comprehensive Overview of Today's Life-Changing Philosophies*. Los Angeles, Price, Stern, Sloan, 1976.

LEDERMANN, E. K., "Viktor E. Frankl's Ontological Value Ethics," in *Existential Neurosis*. London, Butterworth, 1972.

LESLIE, ROBERT, "Frankl's New Concept of Man," in *Contemporary Religious Issues*, Donald E. Hartsock, ed. Belmont, California, Wadsworth Publishing Company, 1968.

LISTON, ROBERT A., "Viktor Frankl," in *Healing the Mind: Eight Views of Human Nature*. New York, Praeger, 1974.

McCARTHY COLMAN, "Viktor Frankl," in *Inner Companions*. Washington, D.C., Acropolis Books Ltd., 1975.

McKINNEY, FRED, "Man's Search for Meaning," in *Psychology*

in Action. New York, Macmillan, 1967.

MARKS,ISAAC M., "Paradoxical Intention ('Logotherapy')," in *Fears and Phobias*. New York, Academic Press, 1969.

———, "Paradoxical Intention," in *Behavior Modification*, W. Stewart Agras, ed. Boston, Little, Brown and Company, 1972.

———, "Paradoxical Intention (Logotherapv)," in *Encyclopaedic Handbook of Medical Psychology*, Stephen Krauss, ed. London and Boston, Butterworth, 1976.

MASLOW, ABRAHAM H., "Comments on Dr. Frankl's Paper," in *Readings in Humanistic Psychology*, Anthony J. Sutich and Miles A. Vich, eds. New York, The Free Press, 1969.

MATSON, KATINKA, "Viktor E. Frankl Logotherapy," in *The Psychology Omnibook of Personal Development*. New York, William Morrow and Company, Inc., 1977.

MISIAK, HENRY,and VIRGINIA STAUDT SEXTON, "Logotherapy," in *Phenomenological, Existential, and Humanistic Psychologies: A Historical Survey*. New York, Grune & Stratton, 1973.

PAGE, JAMES D., "Frankl," in *Psychopathology*. Chicago, Adline Publishing Company, second edition, 1975.

PATTERSON, C.H., "Frankl's Logotherapy," in *Theories of Counseling and Psychotherapy*. New York, Harper &Row, 1966.

PRICE, JOHANNA, "Existential Theories: Viktor Frankl," in *Abnormal Psychology: Current Perspectives*. Del Mar, Califorina, Communication Research Machines, 1972.

REYNOLDS, DAVID K., "Logotherapy," in *Morita Psychotherapy*. Berkeley, University of California Press, 1976.

SAHAKIAN, WILLIAM S., "Viktor Frankl," in *History of Psychology*. Itasca, Illinois, F.E. Peacock Publishers, Inc., 1969.

———, "Logotherapy," in *Psychotherapy and Counseling: Studies in Technique*. Chicago, Rand McNally, 1969.

———, "Logotherapy Approach to Personality," in *Psychology of Personality*. Chicago, Rand McNally, 1974.

——, "Logotherapy: The Will to Meaning," in *History and Systems of Psychology*. New York, John Wiley & Sons, Inc., 1975.

——, and MABEL LEWIS SAHAKIAN, "Viktor E. Frankl: Will to Meaning," in *Realms of Philosophy*. Cambridge, Massachusetts, Schenkman Publishing Company, Inc., 1974.

SALIT, NORMAN, "Existential Analysis: Logotherapy—the Gult Narrows," in *The Worlds of Norman Salit*, Abraham Burstein, ed. New York, Bloch, 1966.

SCHILLING, S. PAUL, "'The Unconscious God': Viktor Frankl", in *God Incognito*. Nashville and New York, Abingdon Press, 1974.

SCHNEIDER, MARIUS G., "The Existentialistic Concep of the Human Person in Viktor E. Frankl's Logotherapy." in *Heirs and Ancestors*, John K. Ryan, ed. Washington, D.C., Catholic University of America Press, 1973.

SPIEGELBERG, HERBERT, "Viktor Frankl: Phenomenology in Logotherapy and *Existenzanalyse*," in *Phenomenology in Psychology and Psychiatry*. Evanston, Illinois, Northwestern University Press, 1972.

STRUNK, ORLO, "Religious Maturity and Viktor Frankl," in *Mature Religion*. New York, and Nashville, Abingdon Press, 1965.

TYRELL, BERNARD J., "Logotherapy and Christotherapy," in *Christotherapy: Healing through Enlightenment*. New York, The Seabury Press, 1975.

VANDERVELDT, JAMES H., and ROBERT P. ODENWALD, "Existential Analysis," in *Psychiatry and Catholicism*. New York, McGraw-Hill, 1952.

VARMA, VED, "Egotherapy, Logotherapy and Religious Therapy," in *Psychology Today*. London, Constable, 1974.

ZAVALLONI, ROBERTO, "Human Freedom and Logotherapy," in *Self-Determination*. Chicago, Forum Books, 1962.

延伸阅读

三、期刊文章及其他

ANSBACHER, ROWENA R., "The Third Viennese School of Psychotherapy." *Journal of Individual Psychology*, XV (1959), 236-237.

ASCHER, L. MICHAEL, "Employing Paradoxical Intention in the Behavioral Treatment of Urinary Retention." *Scandinavian Journal of Behavior Therapy*, Vol. 6, Suppl. 4 (1977), 28.

——, "Paradoxical Intention: A Review of Preliminary Research." *The International Forum for Logotherapy*, Volume 1, Number 1 (Winter 1978-Spring 1979), 18-21.

——, "Paradoxical Intention in the Treatment of Urinary Retention." *Behavior Research & Therapy*, Vol. 17 (1979), 267-270.

——, "Paradoxical Intention Viewed by a Behavior Therapist." *The International Forum for Logotherapy*, Volume 1, Number 3 (Spring 1980), 13-16.

——, "Paradoxical Intention and Insomnia: An Experimental Investigation." *Behavior Research & Therapy*, Vol. 17 (1979), 408-411.

——, and JAY S. EFRAN, "Use of Paradoxical Intention in a Behavior Program for Sleep Onset Insomnia." *Journal of Consulting and Clinical Psychology*, (1978), 747-750.

——, and RALPH MacMILLAN TURNER, "A Comparison of Two Methods for the Administration of Paradoxical Intention." *Behavior Research & Therapy*, Vol. 18(1980), 121-126.

BALLARD,R. E., "An Empirical Investigation of Viktor Frankl's Concept of the Search for Meaning: A Pilot Study with a Sample of Tuberculosis Patients." Doctoral dissertation,Michigan State University, 1965.

BAZZI, TULLIO, "A Center of Logotherapy in Italy." *The International Forum for Logotherapy*, Volume 1, Number 3 (Spring 1980), 26-27.

——, "Paradoxical Intention and Autogenic Training—Convergence or Incompatibility?" *The International Forum for Logotherapy*, Volume 2, Number 2 (Summer-Fall 1979), 35-37.

BIRNBAUM, FERDINAND, "Frankl's Existential Psychology from the Viewpoint of Individual Psychology." *Journal of Individual Psychology*, XVII (1961), 162-166.

BÖCKMAN, WALTER, "Logotherapy as a Theory of Culture." *The International Forum for Logotherapy*, Volume 1, Number 3 (Spring 1980). 44-45.

BORDELEAU, LOUIS-GABRIEL, *"La Relation entre les valeurs de choix vocationnel et les valeurs creatrices chez V. E. Frankl."* Doctoral dissertation, University of Ottawa, 1971.

BULKA, REUVEN P., "An Analysis of the Viability of Frankl's Logotherapeutic System as a Secular Theory." Thesis presented to the Department of Religious Studies of the University of Ottawa as partial fulfillment of the requirements for the degree of Master of Arts, 1969.

——, "Denominational Implications of the Religious Nature of Logotherapy." Thesis presented to the Department of Religious Studies of the University of Ottawa as partial fulfillment of the requirements for the degree of Doctor of Philosophy, 1971.

——, "Logotherapy and Judaism." *Jewish Spectator*, XXXVII, No. 7 (Sept. 1972), 17-19.

——, "Logotherapy and Judaism—Some Philosophica' Comparisons." *Tradition*, XII (1972), 72-89.

——, "Death in Life—Talmudic and Logotherapeutic Affirmations." *Humanitas (Journal of the Institute of Man)*, X, No. 1 (Feb. 1974), 33-42.

——, "The Ecumenical Ingredient in Logotherapy." *Journal of Ecumenical Studies*, XI, No. 1 (Winter 1974), 13-24.

——, "Logotherapy as a Response to the Holocaust." *Tradition*, XV (1975), 89-96.

——, "Logotherapy and Talmudic Judaism." *Journal of Religion and Health*, XIV (1975), No. 4, 277-283.

——, "Logotherapy and the Talmud on Suffering: Clinical and Meta-Clinical Perspectives." *Journal of Psychology and Judaism*, Vol. 2, No. 1 (Fall 1977), 31-44.

——, "Logotherapy—A Step Beyond Freud: Its Relevance for Jewish Thought." *Jewish Life*, Fall, Winter 1977-1978, 46-53.

——, "Is Logotherapy A Spiritual Therapy?" *Association of Mental Health Clergy Forum*, Vol. 30, No. 2 (Jan. 1978).

——, "The Work Situation: Logotherapeutic and Talmudic Perspectives." *Journal of Psychology and Judaism*, Vol. 2, No. 2 (Spring 1978), 52-61.

——, "Hasidism and Logotherapy: Encounter Through Anthology." *Journal of Psychology and Judaism*, Vol 3, No. 1 (Fall 1978), 60-74.

——, "Is Logotherapy Authoritarian?" *Journal of Humanistic Psychology*, Vol. 18, No. 4 (Fall 1978), 45-54.

——, "Frankl's Impact on Jewish Life and Thought." *The International Forum for Logotherapy*, Vol. 1, No. 3 (Spring 1980), 41-43.

——, "The Upside-down Thumb:Talmudic Thinking and Logotherapy." *Voices: Journal of the American Academy of Psychotherapy*, Vol. 16 (Spring 1980), 70-74.

BURCK, JAMES LESTER,"The Relevance of Viktor Frankl's 'Will to Meaning' for Preaching to Juvenile Delinquents." A Master of Theology thesis submitted to the Southern Baptist Theological Seminary, Louisville, Kentucky, 1966.

CALABRESE, EDWARD JAMES, "The Evolutionary Basis of Logotherapy." Dissertation, University of Massachusetts, 1974.

CARRIGAN,THOMAS EDWARD, "The Meaning of Meaning in Logotherapy of Dr. Viktor E. Frankl." Thesis presented to the School of Graduate Studies as partial fulfillment of the requirements for the degree of Master of Arts in Philosophy, University of Ottawa, Canada, 1973.

CAVANAGH, MICHAEL E., "The Relationship between Frankl's 'Will to Meaning' and the Discrepancy Between the Actual Self and the Ideal Self." Doctoral dissertation, University of Ottawa, 1966.

CHASTAIN, MILLS KENT, "The Unfinished Revolution: Logotherapy as Applied to Primary Grades 1-4 Values Clarification in the Social Studies Curriculum in Thailand." Thesis, Monterey Institute of International Studies, 1979.

COHEN, DAVID, "The Frankl Meaning." *Human Behavior*, Vol. 6, No.7 (Jul. 1977), 56-62.

COLLEY, CHARLES SANFORD, "An Examination of Five Major Movements in Counseling Theory in Terms of How Representative Theorists (Freud, Williamson, Wolpe, Rogers and Frankl) View the Nature of Man." Dissertation, University of Alabama, 1970.

CRUMBAUGH, JAMES C., "The Application of Logotherapy." *Journal of Existentialism*, V (1965), 403-412.

——, "Cross Validation of Purpose-in-Life Test Based on Frankl's Concepts." *Journal of Individual Psychology*, XXIV (1968), 74-81.

——, "Frankl's Logotherapy: A New Orientation in Counseling." *Journal of Religion and Health*, X (1971), 373-386.

——, "Aging and Adjustment: The Applicability of Logotherapy and the Purpose-in-Life Test." *The Gerontologist*, XII (1972), 418-420.

——, "Changes in Frankl's existential vacuum as a measure of therapeutic outcome." *Newsletter for Research in Psychology* (Veterans Administration Center, Bay Pines, Florida), Vol. 14, No. 2 (May 1972), 35-37.

——, "Frankl's Logotherapy: An Answer to the Crisis in Identity." *Newsletter of the Mississippi Personnel & Guidance Association*, IV, No. 2 (Oct. 1972), 3.

——, "Patty's Purpose: Perversion of Frankl's Search for Meaning." *J. Graphoanalysis*, July 1976, 12-13.

延伸阅读

——, "Logoanalysis." *Uniquest* (The First Unitarian Church of Berkeley), No. 7 (1977), 38-39.

——, "The Seeking of Noetic Goals Test (SONG):A Complementary Scale to the Purpose in Life Test (PIL)." *Journal of Clinical Psychology*, Vol. 33, No. 3 (Jul. 1977), 900-907.

——, "Logotherapy as a Bridge Between Religion and Psychotherapy." *Journal of Religion and Health*, Vol. 18, No. 3 (Jul. 1979), 188-191.

——, and LEONARD T. MAHOLICK, "The Case for Frankl's 'Will to Meaning.'" *Journal of Existential Psychiatry*, IV (1963), 43-48.

——, "An Experimental Study in Existentialism: The Psychometric Approach to Frankl's Concept of Noögenic Neurosis." *Journal of Clinical Psychology*, XX (1964), 200-207.

——, SISTER MARY RAPHAEL and RAYMOND R. SHRADER, "Frankl's Will to Meaning in a Religious Order" (delivered before Division 24, American Psychological Association, at the annual convention in San Francisco, August 30, 1968). *Journal of Clinical Psychology*, XXVI (1970), 206-207.

——, and GORDON L. CARR, "Treatment of Alcoholics with Logotherapy." *The International Journal of the Addictions*, Vol. 14, No. 6 (1979), 847-853.

DANSART, BERNARD. "Development of a Scale to Measure Attitudinal Values as Defined by Viktor Frankl." Dissertation, Northern Illinois University, De Kalb, 1974.

DICKSON, CHARLES W., "Logotherapy and the Redemptive Encounter." *Dialogue*, Spring 1974, 110-114.

——, "Logotherapy as a Pastoral Tool." *Journal of Religion and Health*, XIV, No. 3, (1975), 207-213.

"The Doctor and the Soul: Dr. Viktor Frankl." *Harvard Medical Alumni Bulletin*, XXXVI. No. 1 (Fall 1961), 8.

DUNCAN, FRANKLIN D., "Logotherapy and the Pastoral Care of Physically Disabled Persons." A thesis in the Department of Psychology of Religion submitted to the faculty of the Graduate

School of Theology in partial fulfillment of the requirements for the degree of Master of Theology at Southern Baptist Theological Seminary, Louisville, Kentucky, 1968.

EGER, EDITH EVA, "Viktor Frankl & Me." *Association for Humanistic Psychology Newsletter*, February 1976, 15-16.

EISENBERG, MIGNON, "The Logotherapeutic Intergenerational Communications Group." *The International Forum for Logotherapy*, Vol. 1, No.2 (Summer-Fall 1979), 23-25.

——, "Logotherapy and the College Student." *The International Forum for Logotherapy*, Vol. 1, No. 3 (Spring 1980), 22-24.

——, "My 'Second Meeting' with Viktor Frankl." *The International Forum for Logotherapy*, Vol. 1, No. 3 (Spring 1980), 53-54.

——, "The Logotherapeutic Intergenerational Encounter Group: A Phenomenological Approach." Dissertation, Southeastern University, New Orleans, 1980.

ENG, ERLING, "The Akedah, Oedipus, and Dr. Frankl." *Psychotherapy: Theory, Research and Practice*, Vol. 16, No. 3 (Fall, 1979), 269-271.

FABRY, JOSEPH, "A Most Ingenious Paradox." *The Register-Leader of the Unitarian Universalist Association*, Vol. 149 (Jun. 1967), 7-8.

——, "The Defiant Power of the Human Spirit." *The Christian Ministry*, Mar. 1972, 35-36.

——, "Application of Logotherapy in Small Sharing Groups." *Journal of Religion and Health*, XIII (1974), No. 2, 128-136.

——, "Logotherapy and Eastern Religions." *Journal of Religion and Health*, XIV (1975), No. 4, 271-276.

——, "Aspects and Prospects of Logotherapy: A Dialogue with Viktor Frankl." *The International Forum for Logotherapy*, Vol. 1, No. 1 (Winter 1978-Spring 1979), 3-6.

——, "Three Faces of Frankl." *The International Forum for Logotherapy*, Vol. 1, No. 3 (Spring 1980), 40.

——, and MAX KNIGHT (pseud. PETER FABRIZIUS), "Viktor

Frankl's Logotherapy." *Delphian Quarterly*, XLVII, No. 3 (1964), 27-30.

———, "The Use of Humor in Therapy." *Delphian Quarterly*, XLVIII, No. 3 (1965), 22-36.

FARR, ALAN P., "Logotherapy and Senior Adults." *The International Forum for Logotherapy*, Vol. 1, No. 1 (Winter 1978-Spring 1979), 14-17.

"The Father of Logotherapy." *Existential Psychiatry*, Vol. 1 (1967), 439.

FORSTMEYER, ANNEMARIE VON, "The Will to Meaning as a Prerequisite for Self-Actualization." Thesis presented to the faculty of California Western University, San Diego, in partial fulfillment of the requirements for the degree Master of Arts, 1968.

FOX, DOUGLAS A., "Logotherapy and Religion." *Religion in Life*, XXXI (1965), 235-244.

FRANKL, VIKTOR E., "Logos and Existence in Psychotherapy." *American Journal of Psychotherapy*, VII (1953), 8-15.

———, "Group Psychotherapeutic Experiences in a Concentration Camp" (paper read before the Second International Congress of Psychotherapy, Leiden, Netherlands, Sep. 8, 1951). *Group Psychotherapy*, VII (1954), 81-90.

———, "The Concept of Man in Psychotherapy" (paper read before the Royal Society of Medicine, Section of Psychiatry, London, England, June 15, 1944). *Pastoral Psychology*, VI (1955), 16-26.

———, "From Psychotherapy to Logotherapy." *Pastoral Psychology*, VII (1956), 56-60.

———, "Guest Editorial." *Academy Reporter*, III, No. 5 (May 1958), 1-4.

———, "On Logotherapy and Existential Analysis" (paper read before the Association for the Advancement of Psychoanalysis, New York, April 17, 1957), *American Journal of Psychoanalysis*, XVIII (1958), 28-37.

——, "The Search for Meaning." *Saturday Review* (Sep. 13, 1958).

——, "The Will to Meaning." *Journal of Pastoral Care*, XII (1958), 82-88.

——, "The Spiritual Dimension in Existential Analysis and Logotherapy" (paper read before the Fourth International Congress of Psychotherapy, Barcelona, Sep. 5, 1958). *Journal of Individual Psychology*, XV (1959), 157-165.

——, "Beyond Self-Actualization and Self-Expression" (paper read before the Conference on Existential Psychotherap, Chicago, Dec. 13, 1959). *Journal of Existential Psychiatry*, I (1960), 5-20.

——, "Paradoxical Intention: A Logotherapeutic Technique" (paper read before the American Association for the Advancement of Psychotherapy, New York, Feb. 26, 1960). *American Journal of Psychotherapy*, XIV (1960), 520-535.

——, "Dynamics, Existence and Values." *Journal of Existential Psychiatry*, II (1961), 5-16.

——, "Logotherapy and the Challenge of Suffering" (paper read before the American Conference on Existential Psychotherapy, New York, Feb. 27, 1960). *Review of Existential Psychology and Psychiatry*, I (1961), 3-7.

——, "Psychotherapy and Philosophy." *Philosophy Today*, V (1961), 59-64.

——, "Religion and Existential Psychotherapy." *Gordon Review*, VI (1961), 2-10.

——, "Basic Concepts of Logotherapy," *Journal of Existential Psychiatry*, III (1962), 111-118.

——, "Logotherapy and the Challenge of Suffering." *Pastoral Psychology*, XIII (1962), 25-28.

——, "Psychiatry and Man's Quest for Meaning." *Journal of Religion and Health*, I (1962), 93-103.

——, "The Will to Meaning." *Living Church*, CXLIV (June 24, 1962), 8-14.

——, "Angel as Much as Beast: Man Transcends Himself."

延伸阅读

Unitarian Universalist Register-Leader, CXLIV (Feb. 1963) ,8-9.

——, "Existential Dynamics and Neurotic Escapism" (paper read before the Conference on Existential Psychiatry, Toronto, May 6, 1962). *Journal of Existential Psychiatry*, IV (1963), 27-42.

——, "Existential Escapism." *Motive*, XXIV(Jan. -Feb. 1964), 11-14.

——, "In Steady Search for Meaning." *Liberal Dimension*, II, No. 2 (1964), 3-8.

——, "The Will to Meaning" (paper read before the Conference on Phenomenology, Lexington, April 4, 1963), *Christian Century*, LXXI (April 22, 1964), 515-517.

——, "How a Sense of a Task in Life Can Help You Over the Bumps." *The National Observer*, July 12, 1964, 22.

——, "The Concept of Man in Logotherapy" (175th Anniversary Lecture, Georgetown University, Washington, D. C., February 27, 1964.) *Journal of Existentialism*, VI (1965), 53-58.

——, "Logotherapy—A New Psychology of Man." *The Gadfly*, Vol. 17, Issue 1 (Dec. 1965-Jan. 1966).

——, "Logotherapy and Existential Analysis: A Review" (paper read before the Symposium on Logotherapy, 6th International Congress of Psychotherapy, London, August 26, 1964). *American Journal of Psychotherapy*, XX (1966), 252-260.

——, "Self-Transcendence As a Human Phenomenon." *Journal of Humanistic Psychology*, VI, No. 2 (Fall 1966), 97-106.

——, "Time and Responsibility." *Existential Psychiatry*, I (1966), 361-366.

——, "What Is Meant by Meaning?" *Journal of Existentialism*, VII, No. 25 (Fall 1966), 21-28.

——, "Logotherapy." *The Israel Annals of Psychiatry and Related Disciplines*, VII (1967), 142-155.

——, "Logotherapy and Existentialism." *Psychotherapy*: *Theory, Research and Practice*, IV, No. 3 (Aug. 1967), 138-142.

——, "What Is a Man?" *Life Association News*, LXII, No. 9 (Sep. 1967), 151-157.

——, "Experiences in a Concentration Camp." *Jewish Heritage*, XI (1968), 5-7.

——, "The Search for Meaning" (abstract from a series of lectures given at the Brandeis Institute in California). *Jewish Heritage*, XI (1968), 8-11.

——, "The Cosmos and the Mind. (How Far Can We Go?) A Dialogue with Geoffrey Frost." *Pace*, V, No. 8 (Aug. 1969), 34-39.

——, "Eternity Is the Here and Now." *Pace*, V, No. 4 (April 1969), 2.

——, "Youth in Search for Meaning" (Third Paul Dana Bartlett Memorial Lecture). *The Baker World* (*The Baker University Newsletter*), I, No. 4 (Jan 1969), 2-5.

——, "Entering the Human Dimension." *Attitude*, I (1970), 2-6.

——, "Fore-Runner of Existential Psychiatry." *Journal of Individual Psychology*, XXVI (1970), 12.

——, "Determinism and Humanism." *Humanitas* (*Journal of the Institute of Man*), VII (1971), 23-36.

——, "Existential Escapism." *Omega*, Vol. 2, No. 4 (Nov.1971), 307-311.

——, "The Feeling of Meaninglessness: A Challenge to Psychotherapy." *The American Journal of Psychoanalysis*, XXXII, No. 1 (1972), 85-89.

——, "Man in Search of Meaning." *Widening Horizons* (Rockford College), Vol. 8, No. 5 (Aug. 1972).

——, "Encounter: The Concept and Its Vulgarization." *The Journal of the American Academy of Psychoanalysis*, I, No. 1 (1973), 73-83.

——, "The Depersonalization of Sex." *Synthesis* (*The Realization of the Self*), I (Spring 1974), 7-11.

——, "Paradoxical Intention and Dereflection." *Psychotherapy: Theory, Research and Practice*, XII, No. 3 (Fall 1975), 226-237.

——, "A Psychiatrist Looks at Love." *Uniquest* (The First Unitarian

延伸阅读

Church of Berkeley), No. 5 (1976), 6-9.

——, "Some Thoughts on the Painful Wisdom." *Uniquest* (The First Unitarian Church of Berkeley), No. 6 (1976), 3.

——, "Survival—for What?" *Uniquest* (The First Unitarian Church of Berkeley), No. 6 (1976), 38.

——, "Logotherapy." *The International Forum for Logotherapy*, Vol. 1, No. 1 (Winter 1978-Spring 1979), 22-23.

——, "Endogenous Depression and Noögenic Neurosis (Case Histories and Comments)." *The International Forum for Logotherapy*, Vol. 2, No. 2 (Summer-Fall 1979), 38-40.

GARFIELD, CHARLES A., "A Psychometric and Clinical Investigation of Frankl's Concept of Existential Vacuum and of Anomie." *Psychiatry*, XXXVI (1973), 396-408.

GERZ, HANS O., "The Treatment of the Phobic and the Obsessive-Compulsive Patient Using Paradoxical Intention sec. Viktor E. Frankl." *Journal of Neuropsychiatry*, III, No. 6 (July-Aug. 1962), 375-387.

——, "Experience with the Logotherapeutic Technique of Paradoxical Intention in the Treatment of Phobic and Obsessive-Compulsive Patients" (paper read at the Symposium of Logotherapy at the 6th International Congress of Psychotherapy, London, England, August 1964). *American Journal of Psychiatry*, CXXIII, No. 5 (Nov. 1966), 548-553.

——, "Reply," *American Journal of Psychiatry*, CXXIII, No. 10 (Apr. 1967), 1306.

GILL, AJAIPAL SINGH, "An Appraisal of Viktor E. Frankl's Theory of Logotherapy as a Philosophical Base for Education." Dissertation, The American University, 1970.

GLEASON, JOHN J., "Lucy and Logotherapy: A Context, a Concept, and a Case." *Voices: The Art and Science of Psychotherapy*, Vol. 7 (1971), 57-62.

GREEN, HERMAN H., "The 'Existential Vacuum' and the Pastoral Care of Elderly Widows in a Nursing Home." Master's thesis, Southern Baptist Theological Seminary, Louisville, Kentucky, 1970.

GROLLMAN, EARL A., "Viktor E. Frankl: A Bridge Between Psychiatry and Religion." *Conservative Judaism*, XIX, No. 1 (Fall 1964), 19-23.

——, "The Logotherapy of Viktor E. Frankl." *Judaism*, XIV (1965), 22-38.

GROSSMAN, NATHAN, "The Rabbi and the Doctor of the Soul." *Jewish Spectator*, XXXIV, No. 1 (Jan. 1969), 8-12.

GULDBRANDSEN,FRANCIS ALOYSIUS, "Some of the Pedagogical Implications in the Theoretical Work of Viktor Frankl in Existential Psychology: A Study in the Philosophic Foundations of Education." Doctoral dissertation, Michigan State University, 1972.

HALL, MARY HARRINGTON, "A Conversation with Viktor Frankl of Vienna." *Psychology Today*, I, No. 9 (Feb. 1968), 56-63.

HARRINGTON, DONALD SZANTHO, "The View from the Existential Vacuum," *Academy Reporter*, IX, No. 9 (Dec. 1964), 1-4.

HAVENS, LESTON L., "Paradoxical Intention." *Psychiatry & Social Science Review*, II (1968), 16-19.

HAWORTH, D. SWAN, "Viktor Frankl." *Judaism*, XIV (1965), 351-352.

HENDERSON, J. T., "The Will to Meaning of Viktor Frankl as a Meaningful Factor of Personality." Master's thesis, The University of Maryland, 1970.

HOLMES, R. M., "Meaning and Responsibility: A Comparative Analysis of the Concept of the Responsible Self in Search of Meaning in the Thought of Viktor Frankl and H. Richard Niebuhr with Certain Implications for the Church's Ministry to the University." Doctoral dissertation, Pacific School of Religion, Berkeley, California, 1965.

延伸阅读

——, "Alcoholics Anonymous as Group Logotherapy." *Pastoral Psychology*, XXI (1970), 30-36.

HUMBERGER, FRANK E., "Practical Logotherapeutic Techniques." *Uniquest* (The First Unitarian Church of Berkeley), No. 7 (1977), 24-25.

——, "Logotherapy in Outplacement Counseling." *The International Forum for Logotherapy*, Vol. 1, No. 3 (Spring 1980), 50-53.

HYMAN, WILLIAM, "Practical Aspects of Logotherapy in Neurosurgery." *Existential Psychiatry*, VII (1969), 99-101.

JOHNSON, PAUL E., "Logotherapy: A Corrective for Determinism." *Christian Advocate*, V (Nov. 23, 1961), 12-13.

——, "Meet Doctor Frankl." *Adult Student*, XXIV (Oct. 1964), 8-10.

——, "The Meaning of Logotherapy." *Adult Student*, XXVI, No. 8 (Apr. 1967), 4-5.

——, "The Challenge of Logotherapy." *Journal of Religion and Health*, VII (1968), 122-130.

JONES, ELBERT WHALEY, "Nietzsche and Existential Analysis." Dissertation in the Department of Philosophy submitted to the faculty of the Graduate School of Arts and Sciences in partial fulfillment of the requirements for the degree of Master of Arts, New York University, 1967.

KACZANOWSKI, GODFRYD, "Frankl's Logotherapy." *American Journal of Psychiatry*, CXVII (1960), 563.

——, "Logotherapy—A New Psychotherapeutic Tool." *Psychosomatics*, Vol. 8 (May-Jun. 1967), 158-161.

KELZER, KENNETH, FRANCES VAUGHAN, and RICHARD GORRINGE, "Viktor Frankl: A Precursor for Transpersonal Psychotherapy." *The International Forum for Logotherapy*, Vol. 1, No. 3 (Spring 1980), 32-35.

KLAPPER, NAOMI, "On Being Human: A Comparative Study of Abraham J. Heschel and Viktor Frankl." Doctoral dissertation, Jewish Theological Seminary of America, New York, 1973.

KLITZKE, LOUIS L., "Students in Emerging Africa: Humanistic Psychology and Logotherapy in Tanzania," *Journal of Humanistic Psychology*, IX (1969), 105-126.

KOSUKEGAWA, TSUGIO, "A Comparative Study of the Differences Between Christian Existence and Secular Existence, and of Their Existential Frustration." *Japanese Journal of Educational and Social Psychology*, VII, No. 2 (1968), 195-208.

LAMONTAGNE, IVES, "Treatment of Erythrophobia by Paradoxical Intention." *The Journal of Nervous and Mental Disease*, Vol. 166, No. 4 (1978), 304-306.

LAPINSOHN, LEONARD I., "Relationship of the Logotherapeutic Concepts of Anticipatory Anxiety and Paradoxical Intention to the Neurophysiological Theory of Induction." *Behavioral Neuropsychiatry*, III, No. 304 (1971), 12-14 and 24.

LESLIE, ROBERT C., "Viktor Frankl and C. G. Jung." *Shiggaion*, Vol. X, No. 2 (Dec. 1961).

——, "Viktor E. Frankl's New Concept of Man." *Motive*, XXII (1962), 16-19.

LEVINSON, JAY IRWIN, "An Investigation of Existential Vacuum in Grief via Widowhood." Dissertation, United States International University, San Diego, California, 1979.

——, "A Combination of Paradoxical Intention and Dereflection." *The International Forum for Logotherapy*, Vol. 2, No. 2 (Summer-Fall 1979), 40-41.

LUKAS, ELISABETH S., "The Four Steps of Logotherapy." *Uniquest* (The First Unitarian Church of Berkeley), No. 7 (1977), 24-25.

——, "The 'Ideal' Logotherapist—Three Contradictions." *The International Forum for Logotherapy*, Vol. 2, No. 2 (Summer-Fall 1979), 3-7.

MARRER, ROBERT F., "Existential-Phenomenological Foundations in Logotherapy Applicable to Counseling." Dissertation, Ohio University, 1972.

MASLOW, A. H., "Comments on Dr. Frankl's Paper." *Journal of*

延伸阅读

Humanistic Psychology, VI (1966), 107-112.

"Meaning in Life." *Time* (Feb. 2, 1968), 38-40.

MEIER, AUGUSTINE, "Frankl's 'Will to Meaning' as Measured by the Purpose-in-Life Test in Relation to Age and Sex Differences." Dissertation presented to The University of Ottawa, 1973.

——, "Frankl's 'Will to Meaning' as Measured by the Purpose-in-Life Test in Relation to Age and Sex Differences." *Journal of Clinical Psychology*, XXX (1974), 384-386.

MUILENBERG, DON T., "Meaning in Life: Its Significance in Psychotherapy." A dissertation presented to the faculty of the Graduate School, University of Missouri, 1968.

MÜLLER-HEGEMANN, D., "Methodological Approaches in Psychotherapy: Current Concepts in East Germany," *American Journal of Psychotherapy*, XVII (1963), 554-568.

MURPHY, LEONARD, "Extent of Purpose-in-Life and Four Frankl-Proposed Life Objectives." Doctoral dissertation in Department of Psychology, The University of Ottawa, 1967.

MURPHY, MARIBETH L., "Viktor Frankl: The New Phenomenology of Meaning." *The U.S.I.U. Doctoral Society Journal*, III, No. 2 (Jun. 1970), 1-10, and IV, No. 1 (Winter 1970-1971), 45-46.

NEWTON, JOSEPH R., "Therapeutic Paradoxes, Paradoxical Intentions, and Negative Practice." *American Journal of Psychotherapy*, XXII (1968), 68-81.

NOONAN, J. ROBERT, "A Note on an Eastern Counterpart of Frankl's Paradoxical Intention." *Psychologia*, XII (1969), 147-149.

OFFUTT, BERCH R., HANDALL, "Logotherapy, Actualization Therapy or Contextual Self-Realization?" Dissertation, United States International University, 1975.

O'CONNELL, WALTER E., "Viktor Frankl, the Adlerian?" *Psychiatric Spectator*, Vol. VI, No. 11 (1970), 13-14.

——, "Frankl, Adler, and Spirituality." *Journal of Religion and Health*, XI (1972), 134-138.

"Originator of Logotherapy Discusses Its Basic Premises"

(interview). *Roche Report: Frontiers of Clinical Psychiatry*, Vol. 5, No. 1 (Jan. 1, 1968), 5-6.

PALMA, ROBERT J., "Viktor E. Frankl: Multilevel Analyses and Complementarity." *Journal of Religion and Health*, XV (1976), 12-25.

PAREJA-HERRERA, GUILLERMO, "Logotherapy and Social Change." *The International Forum for Logotherapy*, Vol. 1, No. 3 (Spring 1980), 38-39.

PETRAROJA, SERGIO D., "The Concept of Freedom in Viktor Frankl." *Catholic Psychological Record*, Vol. 4 (Fall 1966).

PERVIN, LAWRENCE A., "Existentialism, Psychology, and Psychotherapy." *American Psychologist*, XV (1960), 305-309.

POLAK, PAUL, "Frankl's Existential Analysis." *American Journal of Psychotherapy*, III (1949), 517-522.

———, "The Anthropological Foundations of Logotherapy." *The International Forum for Logotherapy*, Vol. 1, No. 3 (Spring 1980), 46-48.

POPIELSKI, KAZIMIERZ, "Karol Wojtyla and Logotherapy." *The International Forum for Logotherapy*, Vol. 1, No. 3 (Spring 1980), 36-37.

QUIRK, JOHN M., "A Practical Outline of An Eight-Week Logo-group." *The International Forum for Logotherapy*, Vol. 2, No. 2 (Summer-Fall 1979), 15-22.

RASKIN, DAVID E., and ZANVEL E. KLEIN, "Losing a Symptom Through Keeping It: A Review of Paradoxical Treatment Techniques and Rationale." *Archives of General Psychiatry*, Vol. 33, No. 5 (May 1976), 548-555.

RASKOB, HEDWIG, "Logotherapy and Religion." *The International Forum for Logotherapy*, Vol. 1, No. 3 (Spring 1980), 8-12.

RELINGER, HELMUT, PHILIP H. BORNSTEIN, and DAN M. MUNGAS, "Treatment of Insomnia by Paradoxical Intention: A Time-Series Analysis." *Behavior Therapy*, Vol. 9 (1978), 955-959.

　　　　　　　　延伸阅读

RICHMOND, BERT O., ROBERT L. MASON and VIRGINIA SMITH, "Existential Frustration and Anomie." *Journal of Women's Deans and Counselors* (Spring 1969).

ROBERTS, HELEN C., "Logotherapy's Contribution to Youth." *The International Forum for Logotherapy*, Vol. 1, No. 3 (Spring 1980), 19-21.

ROSE, HERBERT H., "Viktor Frankl on Conscience and God." *The Jewish Spectator* (Fall 1976), 49-50.

ROWLAND, STANLEY J., JR., "Viktor Frankl and the Will to Meaning." *Christian Century*, LXXIX (June 6,1962), 722-724.

RUCKER, W. RAY, "Frankl's Contributions to the Graduate Program at the USIU." *The International Forum for Logotherapy*, Vol 1, No. 3 (Spring 1980), 12.

RUGGIERO, VINCENT R., "Concentration Camps Were His Laboratory." *The Sign*, XLVII (Dec. 1967), 13-15.

SAHAKIAN, WILLIAM S., and BARBARA JACQUELYN SAHAKIAN, "Logotherapy As a Personality Tneory." *The Israel Annals of Psychiatry and Related Disciplines*, X (1972), 230-244.

SARGENT, GEORGE ANDREW, "Job Satisfaction. Job Involvement and Purpose in Life: A Study of Work and Frankl's Will to Meaning." Thesis presented to the faculty of the United States International University in partial fulfillment of the requirements for the degree Master of Arts, 1971.

——, "Motivation and Meaning: Frankl's Logotherapy in the Work Situation." Dissertation, United States International University, San Diego,1973.

SCHACHTER, STANLEY J., "Bettelheim and Frankl: Contradicting Views of the Holocaust." *Reconstructionist*, XXVI, No. 20 (Feb. 10, 1961), 6-11.

SHEA, JOHN J., "On the Place of Religion in the Thought of Viktor Frankl." *Journal of Psychology and Theology*, III, No.3 (Summer 1975), 179-186.

SIMMS, GEORGE R., "Logotherapy in Medical Practice." *The International Forum for Logotherapy*, Vol. 2, No. 2 (Summer-Fall 1979), 12-14.

SOLYOM, L., J. GARZA-PEREZ, B. L. LEDWIDGE and C. SOLYOM, "Paradoxical Intention in the Treatment of Obsessive Thoughts: A Pilot Study." *Comprehensive Psychiatry*, Vol. 13, No. 3 (May 1972), 291-297.

STROPKO, ANDREW JOHN, "Logoanalysis and Guided Imagery as Group Treatments for Existential Vacuum." Dissertation, Texas Tech University, 1975.

TURNER, R. H., "Comment on Dr. Frankl's Paper." *Journal of Existential Psychiatry*, I (1960), 21-23.

TURNER, RALPH M., and L. MICHAEL ASCHER, "Controlled Comparison of Progressive Relaxation, Stimulus Control, and Paradoxical Intention Therapies for Insomnia." *Journal of Consulting and Clinical Psychology*, Vol. 47, No. 3 (1979), 500-508.

VanKAAM, ADRIAN, "Foundation Formation and the Will to Meaning." *The International Forum for Logotherapy*, Vol. 1, No. 3 (Spring 1980), 57-59.

VICTOR, RALPH G., and CAROLYN M. KRUG, "Paradoxical Intention in the Treatment of Compulsive Gambling." *American Journal of Psychotherapy*, XXI, No. 4 (Oct. 1967), 808-814.

"Viktor Frankl." *The Colby Alumnus*, LI (Spring 1962), 5.

WAUGH, ROBERT J. L., "Paradoxical Intention." *American Journal of Psychiatry*, Vol. 123, No. 10 (Apr. 1967), 1305-1306.

WEISS, M. DAVID, "Frankl's Approach to the Mentally III." *Association of Mental Hospital Chaplains' Newsletter* (Fall 1962), 39-42.

WEISSKOPF-JOELSON, EDITH, "Some Comments on a Viennese School of Psychiatry." *Journal of Abnormal and Social Psychology*, LI (1955), 701-703.

———, "Logotherapy and Existential Analysis." *Acta Psychotherapeutica*,

延伸阅读

VI (1958), 193-204.

——, "Paranoia and the Will-to-Meaning." *Existential Psychiatry*, I (1966), 316-320.

——, "Some Suggestions Concerning the Concept of Awareness." *Psychotherapy: Theory, Research and Practice*, VIII (1971), 2-7.

——, "Logotherapy: Science or Faith?" *Psychotherapy: Theory, Research and Practice*, XII (1975), 238-240.

——, "The Place of Logotherapy in the World Today." *The International Forum for Logotherapy*, Vol. 1, No. 3 (Spring 1980), 3-7.

WILSON, ROBERT A., "Logotherapy: An Educational Approach for the Classroom Teacher." Laurence University, 1979.

WIRTH, ARTHUR G., "Logotherapy and Education in a Post-Petroleum Society." *The International Forum for Logotherapy*, Vol. 1, No. 3 (Spring 1980), 29-32.

YEATES, J. W., "The Educational Implications of the Logotherapy of Viktor E. Frankl." Doctoral dissertation, University of Mississippi, 1968.

四、影像和录音

FRANKL, VIKTOR E., "Logotherapy," a film produced by the Department of Psychiatry, Neurology, and Behavioral Sciences, University of Oklahoma Medical School.

——, "Frankl and the Search for Meaning," a film produced by Psychological Films, 110 North Wheeler Street, Orange, CA 92669.

——, "Some Clinical Aspects of Logotherapy. Paper read before the Anderson County Medical Society in South Carolina," "Man in Search of Meaning. Address given to the Annual Meeting of the Anderson County Mental Health Association in South Carolina," and "Man's Search for Ultimate Meaning. Lecture given at the Peachtree Road Methodist Church in Atlanta, Georgia," videotapes cleared for television upon request from WGTV, the University of Georgia, Athens, GA 30601.

——, "Meaning and Purpose in Human Experience," a videotape produced by Rockland Community College. Rental or purchase through the Director of Library Services, 145 College Road, Suffern, NY 10901.

——, "Education and the Search for Meaning. An Interview by Professor William Blair Gould of Bradley University," a videotape produced by Bradley University Television. Available by request from Bradley University, Peoria, IL 61606 ($25 handling charges for usage).

——, "Youth in Search for Meaning. The Third Paul Dana Bartlett Memorial Lecture," a videotape produced by KNBU and cleared for television upon request from President James Edward Doty, Baker University, Baldwin City, KA 66006.

——, "Clinical Aspects of Logotherapy," a videotaped lecture. Replay available by arrangement with Medical Illustration Services, Veterans Administration Hospital, 3801 Miranda Avenue, Palo Alto, CA 94304.

——, "Logotherapy," a videotaped lecture, Available for rental or purchase from Educational Television, University of California School of Medicine, Department of Psychiatry, Langley Porter Neuropsychiatric Institute, 3rd Avenue and Parnassus Avenue, San Francisco, CA 94112.

——, "Logotherapy Workshop," a videotaped lecture. Available for rental or purchase from Middle Tennessee State University, Learning Resource Center, Murfreesboro, TN 37130.

——, "The Rehumanization of Psychotherapy. A Workshop Sponsored by the Division of Psychotherapy of the American Psychological Association," a videotape. Address inquiries to Division of Psychotherapy, American Psychological Association, 1200 Seventeenth Street, N.W., Washington, DC

延伸阅读

20036.

——, "Youth in Search of Meaning," a videotape produced by the Youth Corps and Metro Cable Television. Contact: Youth Corps, 56 Bond Street, Toronto, Ontario M5B 1X2, Canada. Rental fee $10.00.

——, "Man in Search of Meaning," a film interview with Jim Corey of CFTO Television in Toronto. Contact: Youth Corps, 56 Bond Street, Toronto, Ontario M5B 1X2, Canada.

——, "Human Freedom and Meaning in Life" and "Self-Transcendence—Therapeutic Agent in Sexual Neurosis," videotapes. Copies of the tapes can be ordered for a service fee. Address inquiries to the Manager, Learning Resource Distribution Center, United States International University, San Diego, CA 92131.

——, Two 5-hour lectures, part of the course *Human Behavior 616*, "Man in Search of Meaning," during the winter quarter, 1976. Copies of the videotapes can be ordered for a service fee. Address inquiries to the Manager, Learning Resource Distribution Center, United States International University, San Diego, CA 92131.

——, A videotaped convocation. Address inquiries to President Stephen Walsh, St. Edward's University, Austin, TX 78704.

——, A videotaped lecture given at Monash University, Melbourne, Australia, on March 6, 1976. Inquiries should be addressed to Royal Australian College of General Practitioners, Family Medicine Programme, Audio Visual Department, 70 Jolimont Street, Jolimont 3002, Melbourne, Australia.

——, "The Unheard Cry for Meaning," a videotape produced by the Youth Corps and Metropolitan Separate School Board of Toronto. Contact: Youth Corps, 56 Bond Steet, Toronto, Ontario M5B 1X2, Canada. Rental fee $10.00

——, Interview with Dr. Viktor E. Frankl by Dr. Paul W. Ngui, President, Singapore Association for Mental Health; 16 mm. film. Inquiries should be addressed to Controller, Central

Production Unit, Television Singapore, Singapore, 10.

———, "Three Lectures on Logotherapy," given at the Brandeis Institute, Brandeis, CA 93064. Long-playing records.

———, "Man n Search of Meaning: Two Dialogues," "Self-Transcendence: The Motivational Theory of Logotherapy," "What Is Meant by Meaning?" and "Logotherapy and Existentialism," audiotapes produced by Jeffrey Norton Publishers, Inc., 145 East 49th Street, New York, NY 10017.

———, "The Student's Search for Meaning," an audiotape produced by WGTV, the University of Georgia, Athens, GA 30601.

———, "The Existential Vacuum" ("Existential Frustration As a Challenge to Psychiatry," "Logotherapy As a Concept of Man," "Logotherapy As a Philosophy of Life"), tapes produced by Argus Communications, 7440 Natchez Avenue, Niles, IL 60648. $18.00

———, "The Existential Vacuum: A Challenge to Psychiatry. Address given at The Unitarian Church, San Francisco, California, October 13, 1969," a tape produced by Big Sur Recordings, 2015 Bridgeway, Sausalito, CA 94965.

———, "Meaninglessness: Today's Dilemma," an audiotape produced by Creative Resources, 4800 West Waco Drive, Waco, TX 76703.

———, "Logotherapy Workshop," an audiotape produced by Middle Tennessee State University, Learning Resource Center, Murfreesboro, Tennessee 37130.

———, "Man's Search for Meaning. An Introduction to Logotherapy." Recording for the Blind, Inc., 215 East 58th Street, New York, NY 10022.

———, "Youth in Search of Meaning." Word Cassette Library (WCL 0205), 4800 West Waco Drive, Waco, TX 76703 ($5.95).

———, Lecture given at Monash University, Melbourne, Australia, on March 6, 1976. An audiocassette available from Spectrum Publications, 127 Burnley Street, Richmond, Victoria 3121,

延伸阅读

Australia.

——, "Theory and Therapy of Neurosis: A Series of Lectures Delivered at the United States International University in San Diego, California." Eight 90-minute cassettes produced by Creative Resources, 4800 West Waco Drive, Waco TX 76703 ($79.95).

——, "Man in Search of Meaning: A Series of Lectures Delivered at the United States International University in San Diego, California." Fourteen 90-minute cassettes produced by Creative Resources, 4800 West Waco Drive, Waco, TX 76703 ($139.95).

——, "The Neurotization of Humanity and the Re-Humanization of Psychotherapy," two cassettes. Argus Communications, 7440 Natchez Avenue, Niles, IL 60648 ($14.00).

——, "Youth in Search of Meaning," an audiotape produced by the Youth Corps, 56 Bond Street, Toronto, Ontario M5B 1X2, Canada. Available on reel-to-reel or cassette. $7.50.

——, "The Unheard Cry for Meaning," an audiocassette produced by the Youth Corps, 56 Bond Street, Toronto, Ontario M5B 1X2, Canada. $6.50.

——, "Therapy Through Meaning," Psychotherapy Tape Library (T 656), Psychotherapy and Social Science Review, 111 Eighth Ave., New York, NY 10011 ($15.00).

——, "The Defiant Power of the Human Spirit: A Message of Meaning in a Chaotic World." Address at the Berkeley Community Theater, November 2, 1979. A 90-minute cassette tape, available at the Institute of Logotherapy, One Lawson Road, Berkeley, CA 94707 ($6.00).

——, and HUSTON SMITH, "Value Dimensions in Teaching," a color television film produced by Hollywood Animators, Inc., for the California Junior College Association. Rental or purchase through Dr. Rex Wignall, Director, Chaffey College, Alta Loma, CA 91701.

——, ROBIN W. GOODENOUGH, IVER HAND, OLIVER A. PHILLIPS and EDITH WEISSKOPF-JOELSON, "Logotherapy: Theory and Practice. A Symposium Sponsored by the Division of Psychotherapy of the American Psychological Association," an audiotape. Address inquiries to Division of Psychotherapy, American Psychological Association, 1200 Seventeenth Street, N.W., Washington, DC 20036.

GALE, RAYMOND F., JOSEPH FABRY, MARY ANN FINCH and ROBERT C. LESLIE, "A Conversation with Viktor E. Frankl on Occasion of the Inauguration of the 'Frankl Library and Memorabilia' at the Graduate Theological Union on February 12, 1977," a videotape. Copies may be obtained from Professor Robert C. Leslie, 1798 Scenic Avenue, Berkeley, CA 94709.

HALE, DR. WILLIAM H., "An Interview with Viktor E. Frankl. With an Introduction by Dr. Edith Weisskopf-Joelson, Professor of Psy-, chology at the University of Georgia," a videotape cleared for television upon request from WGTV, the University of Georgia, Athens, GA 30601.

——, "The Humanistic Revolution: Pioneers in Perspective," interviews with leading humanistic psychologists: Abraham Maslow, Garner Murphy, Carl Rogers, Rollo May, Paul Tillich, Frederick Perls, Viktor Frankl and Alan Watts. Psychological Films, 1215 East Chapman Ave., Orange, CA 92666. Sale $250; rental $20.

MURRAY, DR. EDWARD L., and DR. ROLF VON ECKARTSBERG, A Discussion with Dr. Viktor E. Frankl on "Logotherapy: Theory and Applied" conducted by two members of the Duquesne University Graduate School of Psychology, filmed July 25, 1972. Available for rental, fee $15. Mail request to Chairman, Department of Psychology, Duquesne University, Pittsburgh, PA 15219.

五、盲文版书籍

FABRY, JOSEPH B., *The Pursuit of Meaning: Logotherapy Applied to Life*.

FRANKL, VIKTOR E., *Man's Search for Meaning: An Introduction to Logotherapy*.

——, *The Unheard Cry for Meaning: Psychotherapy and Humanism*.

注：以上三部盲文版书籍可以从伍德赛德·特勒斯·基瓦尼斯盲文项目（Woodside Terrace Kiwanis Braille Project）免费借阅，地址：850 Longview Road, Hillsborough, CA 94010。

作者简介

维克多·E.弗兰克尔，医学博士，奥地利著名心理学家，被誉为我们这个时代最有影响力的思想家之一。他创立的"意义疗法"，被称为继弗洛伊德的精神分析、阿德勒的个体心理学之后的维也纳第三心理治疗学派。他拥有哈佛大学、斯坦福大学、达拉斯大学和匹兹堡大学的教授职位，并曾在美国国际大学教授意义疗法。

弗兰克尔一生共出版约40部作品，其中《活出生命的意义》一书被翻译成50多种语言，销量逾千万册，获选为"美国最有影响力的10本图书"之一。本书是他的另一部重要著作。此外，他还著有《生命的探问》《弗兰克尔自传》《活出生命的终极意义》《追求意义的意志》等作品。

译者简介

郑琛，从业12年的资深心理咨询师，心理督导师，擅长使用存在主义、精神动力心理学与来访者工作。硕士毕业于华南师范大学，澳门城市大学心理分析专业博士在读。师从申荷永、张沛超等业内名师。广东省心理学会理事、广东省心理卫生协会心理危机干预专业委员会委员。擅长的专业领域包含精神分析(含荣格派)、存在分析、艾瑞克森催眠疗法、心理创伤相关疗法(如EMDR、自我状态疗法)。

design by 奇文雲海 CHIVAL design